儿童经络按摩治百病

肖和印◎主　编　　郭　凯◎副主编

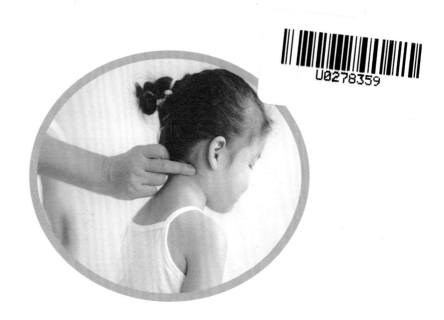

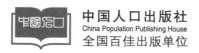

中国人口出版社
China Population Publishing House
全国百佳出版单位

U0278359

图书在版编目（CIP）数据

儿童经络按摩治百病 / 肖和印主编 . -- 北京 : 中
国人口出版社 , 2021.1
ISBN 978-7-5101-7193-2

Ⅰ . ①儿… Ⅱ . ①肖… Ⅲ . ①小儿疾病—经络—按摩
疗法 (中医) Ⅳ . ① R244.1

中国版本图书馆 CIP 数据核字 (2020) 第 199167 号

儿童经络按摩治百病
ERTONG JINGLUO ANMO ZHI BAIBING

肖和印　主编

责 任 编 辑	姜淑芳　张宏君
责 任 印 制	林　鑫　单爱军
装 帧 设 计	北京品艺文化传播有限公司
出 版 发 行	中国人口出版社
印　　　刷	和谐彩艺印刷科技（北京）有限公司
开　　　本	710 毫米 ×1000 毫米　　1/16
印　　　张	11
字　　　数	170 千字
版　　　次	2021 年 1 月第 1 版
印　　　次	2021 年 1 月第 1 次印刷
书　　　号	ISBN 978-7-5101-7193-2
定　　　价	39.80 元

网　　　址	www. rkcbs. com. cn
电 子 信 箱	rkcbs@126. com
总编室电话	（010）83519392
发行部电话	（010）83510481
传　　　真	（010）83538190
地　　　址	北京市西城区广安门南街 80 号中加大厦
邮 政 编 码	100054

版权所有　侵权必究　质量问题　随时退换

由于免疫力相对低下，孩子很容易生病。一些常见病更是来得快，来得频，特别是年龄越小，这种现象就越普遍。一旦孩子生病，大多数家庭几乎是全家出动，带着孩子在各类儿童医院里跑上跑下，忙前忙后，孩子遭罪，大人也是既劳力又劳心，……此种感受，相信每个有小孩的家庭都会有深切体会。

那么，除了求助专业医生的诊疗外，还有没有其他的方法能让孩子少生病，父母少操心呢？

儿童经络按摩就是一种很容易掌握的"绿色疗法"。它通过对孩子经络穴位的按摩（推拿），不但能提高孩子身体的免疫力，改善体质，让孩子少得病，甚至不得病，而且还能促进孩子的成长，益智强心。

从病理上来说，经络按摩临床适用疾病比较广泛，常用于治疗各种呼吸系统疾病，如感冒、咳嗽、发热、支气管炎、咽炎、哮喘等；消化系统疾病，如腹痛、腹泻、疳积、积滞、厌食、呕吐、便秘等；其他如遗尿、尿频、夜惊、惊风、肌性斜颈、脑瘫、佝偻病等病症都可以通过按摩来调理。从生理上来说，用按摩来进行日常保健可以促进儿童生长发育、健脑益智、调理体质、预防疾病发生等。

更为重要的一点是，经络按摩易学易懂，方便灵活，它不受时间、地点、环境的制约，家长只要掌握了方法和力度，依靠自己的双手在孩子体表部位施行手法，就能为孩子的健康保驾护航。

本书从儿童经络穴位按摩的基础入手，图文并茂，通过真人示范，详细介绍了数十种常见的穴位及其功效，以及儿童多种常见病的穴位疗法，具有很强的实用性和可操作性。无论你是零基础起步，还是专业人士，这本书都会成为你的好帮手。跟着书中的方法做下去，很快你也会变成一个穴位按摩达人，成为孩子的"保健医生"。

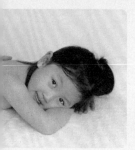 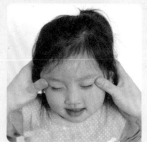 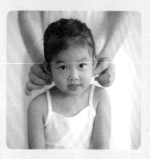 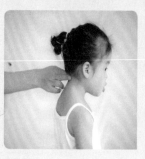

目　录

第五章　儿童经络按摩操

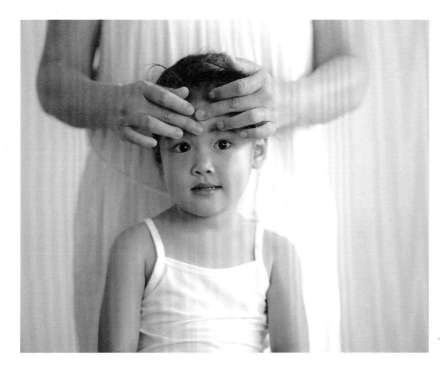

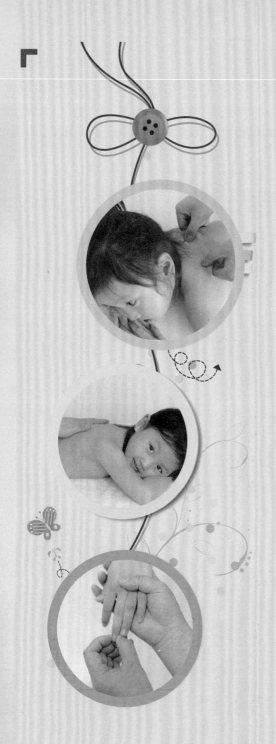

第一章

儿童经络按摩基础知识

儿童的经络就是一座随身携带的医药宝库

儿童经络穴位按摩的作用可以概括为：平衡阴阳、调和脏腑、疏通经络、行气活血、扶正祛邪。具体表现为以下三点。

1.提高小儿机体各项功能

中医穴位与经络的治疗功能，已被现代临床医学所证实。穴位即为经络上最重要的点，通过刺激穴位，可以起到调整经络气血、平衡阴阳的作用，使得正气自然充足。正气存内，则邪不可干，也就是抵抗力增强，得病的概率相应减少。大量的临床实践证明，儿童经络穴位按摩确有增强免疫功能的作用，同时还可以保证孩子气血充盈、饮食不偏、食欲旺盛、发育正常等。

2.缓解、解除小儿病痛

如果孩子患病，按摩孩子身体的某一部位，通过经络的联系，使

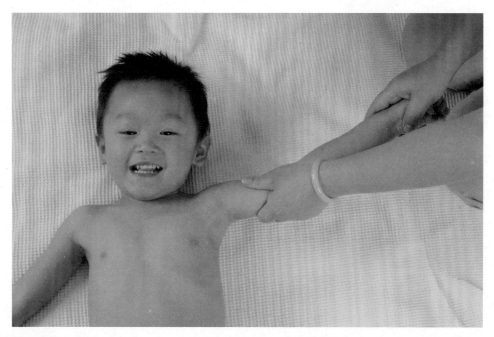

其体内相应的脏腑产生相应的生理变化，从而达到治疗疾病的作用。经络穴位按摩治疗范围很广，对发热、感冒、咳嗽、哮喘、滞颐（流口水）、腹痛、腹泻、便秘、厌食、疳积（营养不良）、夜啼、遗尿、近视、小儿肌性斜颈等多种常见病有良好的治疗作用。

3.未病先防，提高小儿对疾病的抵抗力

经络穴位按摩对小儿强身防病的功能，主要体现在以下两个方面。

一是未病先防。通过按摩，小儿气血调和，经络通畅、阴阳平衡、正气充足，因此可以起到不得病、少得病的功效。

二是防病传变。小儿得病后传变较快，易发生危急情况，按摩可以起到预防发病、防止传变以及防止发生危急病症的作用。

儿童经络按摩特点

由于孩子发病以外感和饮食内伤居多，因此在按摩治疗上常用的也是以解表（推攒竹、推坎宫、推太阳、拿风池等）、清热（推天河水、退六腑、捏脊等）、消导（推脾经、揉板门、揉中脘、揉天枢等）为多。另外，孩子病情变化迅速，一日之内即可由实热证迅速转变为虚寒证，因此，家长应及时给予按摩，必要时可结合中西医疗法，进行综合治疗。

儿童经络按摩操作应按一定顺序进行。一般是先头面，

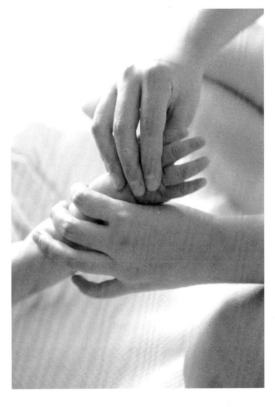

次上肢，再胸腹、腰背，最后是下肢。上肢部穴位，不分男女，习惯于按摩左手，也可按摩右手。

儿童经络按摩操作的时间，应根据孩子年龄的大小、体质的强弱、疾病的缓急、病情的轻重及手法的特性等因素而定。治疗次数通常为每日1次，高热等急性热病可每日2次，慢性病可隔日1次；治疗的时间每次10~15分钟，一般不超过20分钟，也可根据具体情况灵活掌握。

儿童经络按摩适应证

儿童经络按摩适应对象一般是6岁以下的孩子，特别是3岁以下的婴幼儿按摩效果更好。当然，在临床上再大一点的孩子也可以做按摩，操作的时候可配合一些成人按摩手法以加强效果。

从病理上来说，经络按摩临床适用疾病比较广泛，常用于治疗呼吸系统疾病，如感冒、咳嗽、发热、支气管炎、咽炎、哮喘等；消化系统疾病，如腹痛、腹泻、疳积、积滞、厌食、呕吐、便秘等；其他如遗尿、尿频、夜惊、惊风、肌性斜颈、脑瘫、佝偻病等病症都可以通过按摩来调理。从生理上来说，用按摩来进行日常保健可以促进儿童生长发育、健脑益智、调理体质、预防疾病发生等。

儿童经络按摩禁忌证

一般来说，经络按摩安全稳妥，治疗范围较广，疗效显著，易为孩子和家长所接受。尽管如此，为防止发生意外事故，必须严格掌握其禁忌证。以下疾病或症状不宜采取经络按摩。

1. 某些急性传染病，如猩红热、水痘、肝炎、肺结核等。

2. 各种恶性肿瘤的局部。

3. 出血性疾病及正在出血和内出血的部位。

4. 骨与关节结核及化脓性关节炎。

5. 烧伤、烫伤和皮肤破损的局部。

6. 各种皮肤病患处。

7. 骨折早期和截瘫初期。

8. 极度虚弱的危重病及严重的心脏、肝脏、肾脏疾病。

9. 诊断不明，不知其治疗原则的疾病。

儿童经络按摩注意事项

1. 操作前应准备好按摩介质及消毒用品。

2. 操作者应保持两手清洁，指甲修剪圆润，防止操作时伤及孩子。

3. 天气寒冷时，要保持两手温暖，可搓热后再操作，以免手凉刺激孩子，产生惊惧。

4. 室内保持空气流通，温度适宜，清静整洁。

5. 操作时，应先用柔和的手法，争取孩子配合，再进一步进行。

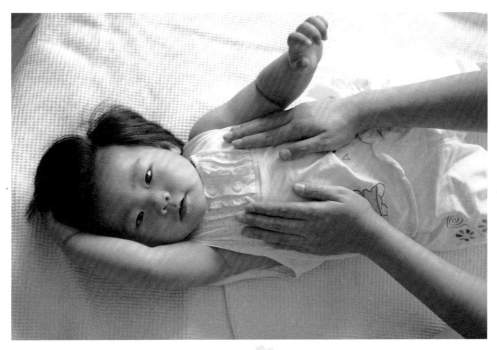

儿童经络按摩的操作原则

父母们在给孩子做按摩前，应先了解儿童经络按摩的操作原则，从而更加正确有效地给孩子进行按摩。

按摩时，一定要保持良好的心情和耐心，千万不要在自己精神状态不好的情况下按摩，否则，会大大降低按摩的效果。

按摩的力度要循序渐进，从轻到重，以孩子皮肤微微发红为度。按摩时用力不要太大，并注意观察孩子的反应，一旦出现头晕、心慌、四肢出冷汗等现象，应立即停止，让孩子休息、饮水。

按摩的穴位大多集中在孩子的双手上，操作顺序是先头面，其次上肢，再胸腹、腰背，最后是下肢。上肢部的穴位一般不分男女，但习惯上以按摩左手为主。

按摩的时间应根据孩子年龄大小、体质强弱、病情轻重等来定。按摩1次不宜超过20分钟，通常每天按摩1次，如果是慢性病可每隔1日按摩1次，高热等急性病可每日按摩2次。

儿童经络按摩常用按摩介质

按摩时在手上蘸些油、粉末或水作用于患儿体表穴位，以润滑皮肤、增强疗效，这些液体或粉末被称为按摩介质。常用按摩介质有以下几种。

滑石粉

即医用滑石粉。有润滑作用，可减少摩擦，保护孩子皮肤。一年四季，各种病症均可使用，是临床上最常用的一种介质。

爽身粉

即市售爽身粉。有润滑皮肤、吸水的作用，质量较好的爽身粉可替代滑石粉应用。

薄荷水

取5%薄荷脑5克，与100毫升75%乙醇配制而成；或取少量薄荷叶，用水浸泡后去渣取汁应用。薄荷水有润滑皮肤，辛凉解表，清暑退热的作用，多用于夏季外感风热或暑热所致的发热、咳嗽等症。

葱水、姜水

把葱或生姜捣烂如泥状，放于器皿中，蘸其汁使用；也可将葱或生姜切片，倒入95%乙醇，浸出葱汁、姜汁使用。葱水、姜水不仅能润滑皮肤，还有辛温发散的作用，有助于驱散外邪，多用于冬、春季节的风寒表证。

冬青膏

由冬青油、薄荷脑、凡士林和少许麝香配制而成。冬青膏具有温经散寒和润滑的作用，常用于虚寒性腹泻。

凉水

即食用清洁凉水。凉水有清凉退热、润滑皮肤的作用，一般用于外感发热。

麻油

即食用麻油，在用刮法时将器具的光滑边缘蘸少许麻油，有润滑作用，常用于治疗痧气。

鸡蛋清

将鸡蛋凿一小洞，取其蛋清使用；也可把鸡蛋清与白面和成面团，按摩者手捏面团在孩子的胸、腹、背部搓摩滚动。鸡蛋清有润滑皮肤、清热润肺、祛积消食的作用。

儿童经络按摩频率和次数

　　适当的按摩次数和频率，能使疾病很快痊愈；相反，次数少、时间短、达不到治疗量，则治疗效果不佳。但是，家长也应注意，次数过多、频率过快不但对孩子身体无益，反而有害。对年龄大、体质强、病属实证的孩子，操作次数可以多一些，频率可以高一些；对于年龄小、体质弱、病属虚证的孩子，则次数相对少一些，频率低一些。一般1岁左右的孩子，应使用推、揉、摩、运等较柔和的手法操作，一个穴位按摩300次左右。孩子年龄大、体质强、病情重，主穴可多推些；年龄小、身体弱，配穴要少推些。一般掐、按、拿、擦等手法，只需3~5次即可。

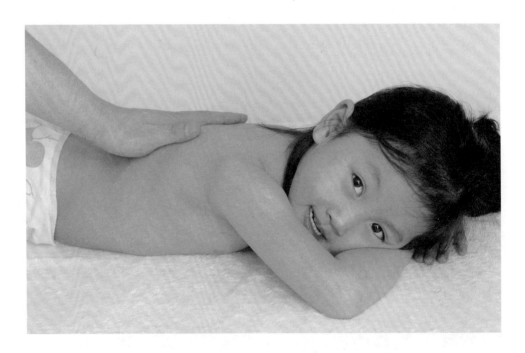

儿童经络按摩的取穴方法

一般情况下，手指同身寸取穴法是最常用和最简便的取穴方法。

1寸：小儿拇指指间关节的宽度为1寸。

1.5寸：小儿食指和中指并指的宽度为1.5寸。

2寸：小儿食指、中指和无名指并指的宽度为2寸。

3寸：小儿四指并拢，以中指中节横纹处四指宽度为3寸。

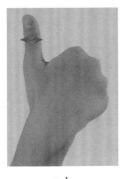
1寸

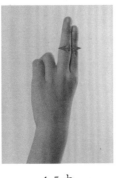
1.5寸

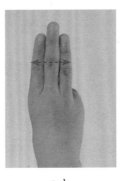
2寸

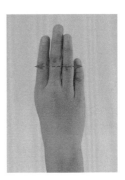
3寸

儿童经络按摩的基本手法

推法

【直推法】按摩者用拇指桡侧或指面，或食指、中指指面，在穴位上做单方向的直线推动。

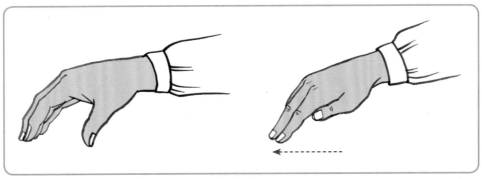
直推法

【旋推法】按摩者用拇指指面在穴位上做旋转方向推动，速度较运法快，用力较指揉法轻。

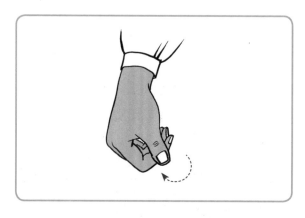

旋推法

揉法

【指揉法】以拇指或中指的螺纹面或指端，或食指、中指、无名指指面吸定于穴位或治疗部位上，做轻柔和缓、小幅度、顺时针或逆时针方向的旋转运动。

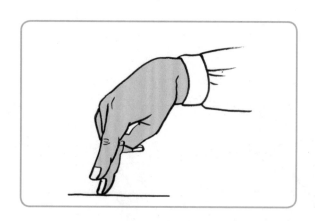

指揉法

【大鱼际揉法】以大鱼际吸附于治疗部位，稍用力下压，腕部放松，前臂主动运动，通过腕关节带动着力部分做和缓、小幅度、顺时针或逆时针方向的环旋揉动。

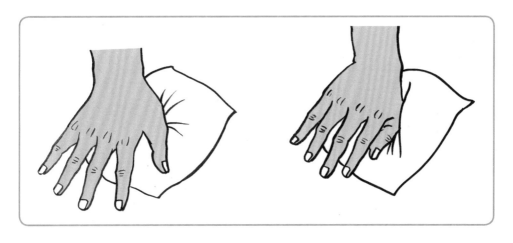

大鱼际揉法

【掌揉法】以掌心或掌根着力，吸定在治疗部位上，稍用力下压，腕部放松，以肘关节为支点，前臂主动运动，带动掌部着力部分连同前臂做轻柔和缓、小幅度、顺时针或逆时针的旋转揉动。

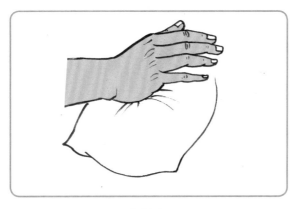

掌揉法

按法

【拇指按法】拇指伸直，手握空拳，食指中节桡侧轻贴拇指指间关节掌侧。用拇指螺纹面或指端着力，附着在穴位上，垂直用力，向下按压，持续一定时间，然后放松，再逐渐用力向下按压，如此一按一松反复操作。

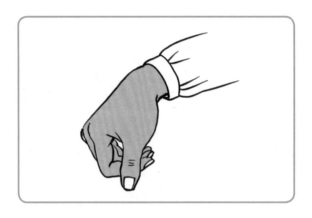

拇指按法

【中指按法】中指伸直，掌指关节略屈，稍悬腕，用中指指端或螺纹面着力，附着在穴位上，垂直用力，向下按压，然后放松，再逐渐用力向下按压，如此一按一松反复操作。

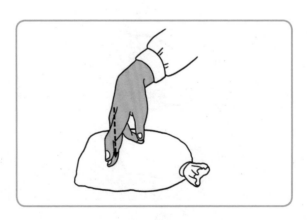

中指按法

摩法

【指摩法】按摩者手掌自然伸直，食指、中指、无名指和小指并拢，用食指、中指、无名指和小指指面，附着于治疗部位或穴位上，做顺时针或逆时针方向环形摩动。

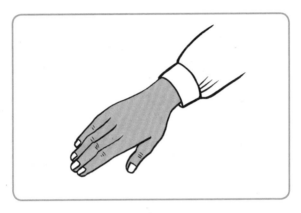

指摩法

【掌摩法】按摩者手掌自然伸直，用掌面着力，附着于治疗部位或穴位上，做顺时针或逆时针方向环形摩动。

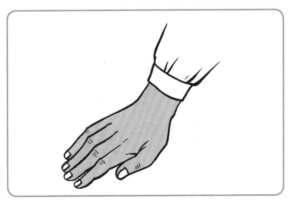

掌摩法

掐法

按摩者将拇指伸直，手握空拳，用拇指指甲着力，吸定在治疗部位或穴位上，逐级用力掐之。

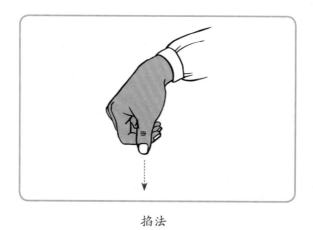

掐法

运法

按摩者一只手握住孩子手指，使孩子掌心向上，用另一只手的拇指或食指、中指螺纹面在相应穴位上由此及彼，做弧形或环形推动。

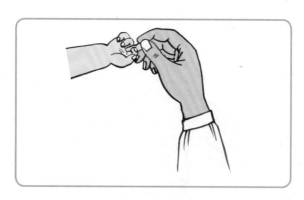

拇指运法（1）

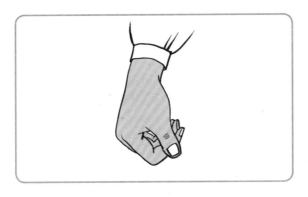

拇指运法（2）

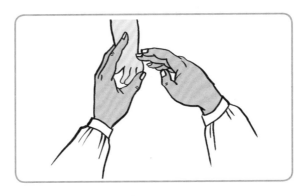

中指运法

拿法

　　按摩者用单手或双手的拇指与其余手指的指面相对用力，捏住部位，逐步收紧提起，进行一紧一松、连续不断的提捏并施以揉动拿捏。

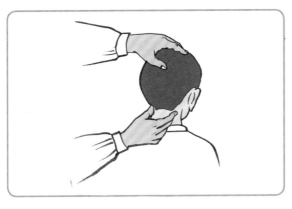

拿法

擦法

按摩者用手掌面或大、小鱼际置于孩子身体部位，腕关节伸直，使前臂与手掌相平，做较快速往返直线摩擦移动，使之生热。用全掌着力为掌擦法；用鱼际着力为鱼际擦法。

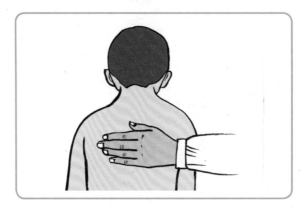

擦法

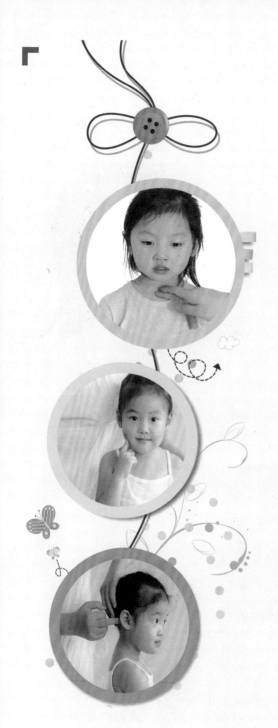

第二章

76个常用
特效穴位和按摩手法

头面部、颈项部特效穴位

掐印堂
外感发热好得快

【准确定位】两眉内侧端连线中点处。

【按摩手法】用拇指指甲在眉心处掐 3～5 次，称掐印堂；用拇指指腹揉 20～30 次，称揉眉心。

【功效主治】掐印堂可以醒脑安神；揉眉心能祛风通窍。掐印堂主要用于治疗惊风；揉眉心主要用于治疗感冒、头痛。

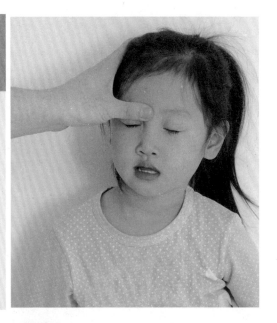

开天门
疏风解表治头痛

【准确定位】两眉中间至前发际成一直线。

【按摩手法】用两拇指或中指指腹自眉心交替直推至前发际，称开天门。一开始用力要轻，再慢慢加力，以孩子额头皮肤微微发红为度。推 3 分钟。

【功效主治】开天门具有疏风解表、开窍醒脑、镇静安神的作用。常用于治疗外感发热、头痛等症。需要注意的是，体质虚弱、出汗较多、患有佝偻病的小儿要慎用。

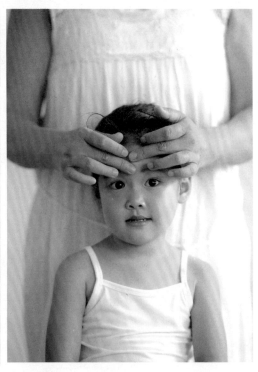

推坎宫
醒脑明目治感冒

【准确定位】自眉头起沿眉向眉梢成一横线。

【按摩手法】用两拇指或中指指腹自眉心沿两侧眉梢做分推，其余四指轻放在头部两侧固定，称推坎宫。推 30 ~ 50 下。

【功效主治】推坎宫可以疏风解表、醒脑明目、止头痛。常用于外感发热、头痛。与推攒竹、揉太阳、揉耳后高骨组成"治外感四大手法"配合使用，掌握了这几个基本手法，当孩子外感发热、头痛时，就能够迅速缓解孩子的不适。

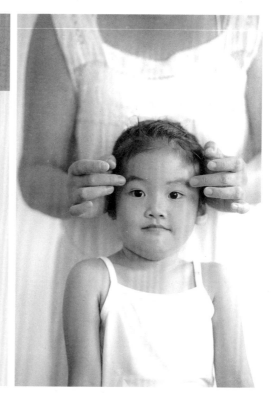

揉太阳
清热明目防近视

【准确定位】在眉梢与目外眦之间，向后约 1 寸的凹陷处。

【按摩手法】用中指或拇指指端揉，称揉（运）太阳。向眼睛方向揉为补，向耳朵方向揉为泻。外感头痛用泻法；外感表虚、内伤头痛用补法。揉 30 ~ 50 下。

【功效主治】具有疏风解表、清热、明目、止头痛的作用。主要用于外感发热。

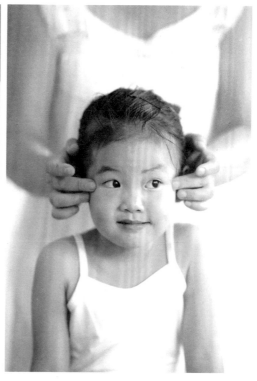

揉耳后高骨
治疗感冒特效穴

【准确定位】耳后入发际，乳突后缘高骨下凹陷中。

【按摩手法】用两拇指或中指指端揉，称揉耳后高骨。揉30～50下。

【功效主治】疏风解表，治感冒头痛，多与推攒竹、推坎宫、揉太阳合用。

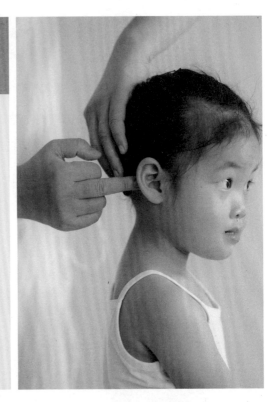

揉牙关
疏风通络、止牙痛

【准确定位】在下颌角前上方一横指，用力咬牙时，咬肌隆起处。

【按摩手法】可以用食指指端垂直按压在牙关穴上，按3～5次，揉30～50次，称按牙关或揉牙关。

【功效主治】开窍、疏风通络、止牙痛。主要用于治疗牙痛、口眼歪斜等症。

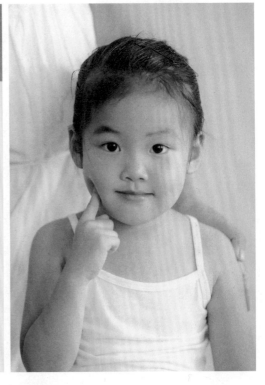

揉睛明
明目护眼全靠它

【**准确定位**】在目内眦稍上方凹陷处。

【**按摩手法**】用中指或拇指指腹按压在睛明穴上，向眼睛内上方方向按揉 30 ～ 50 次。

【**功效主治**】疏经通络，明目止痛。用于治疗头痛、目赤肿痛、弱视、近视、斜视等症。

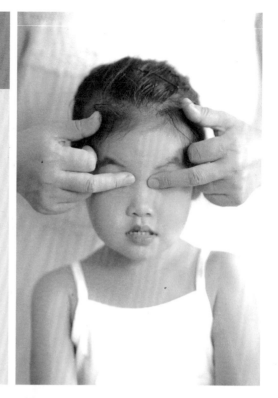

揉四白
祛风明目、止头痛

【**准确定位**】目正视，瞳孔直下，当眶下孔凹陷处。

【**按摩手法**】用中指或拇指指端揉 30～ 50 次，称揉四白。

【**功效主治**】祛风明目、通经活络。用于治疗目赤肿痛、口眼歪斜、头痛、眩晕等症。

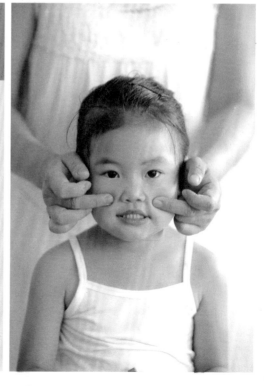

揉丝竹空
降浊除湿、止头痛

【**准确定位**】眉梢凹陷处。

【**按摩手法**】用拇指指尖揉穴位处，称揉丝竹空。揉 30 ～ 50 次。

【**功效主治**】降浊除湿、明目止痛。用于治疗头痛目眩、齿痛、癫痫等症。

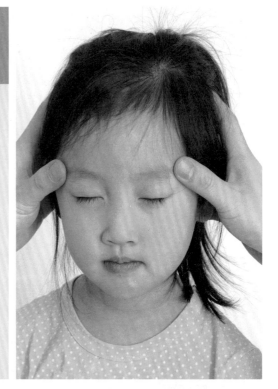

揉瞳子髎
降浊除湿、养肝明目

【**准确定位**】目外眦旁，眶外侧缘处。

【**按摩手法**】用拇指指端揉 30～50 次，称揉瞳子髎。

【**功效主治**】通络止痛、明目祛风。用于治疗头痛、目赤肿痛、迎风流泪、近视、斜视等症。

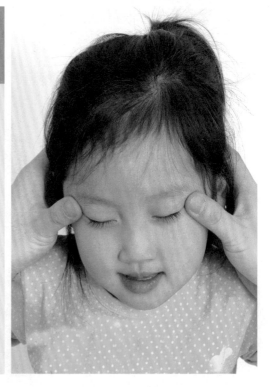

按承浆
让孩子不再流口水

【准确定位】颏唇沟的中点。

【按摩手法】用拇指指腹按压在承浆穴上，用力向下按压，力度由轻到重。

【功效主治】生津敛液、止涎止痛。主治惊风抽搐、流口水、牙龈肿痛、癫狂等症。

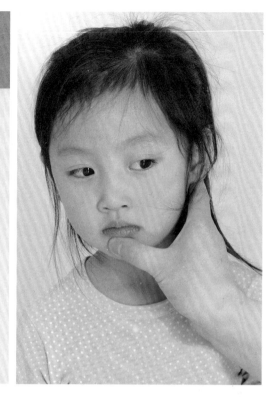

掐人中
惊厥窒息急救有特效

【准确定位】在人中沟正中上 1/3 与下 2/3 交界处。

【按摩手法】用中指或拇指指甲掐，称掐人中。掐 3 ~ 5 下。

【功效主治】掐人中可以醒神开窍，主要用于急救，对于中暑、窒息、惊厥或抽搐，非常有效。掐后常继之以揉法，以缓解疼痛。

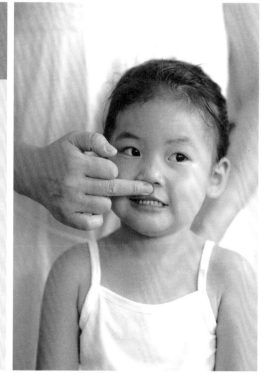

揉迎香
通鼻窍治鼻炎

【准确定位】鼻翼外缘中点旁，鼻唇沟中。

【按摩手法】可用食指、中指或两拇指桡侧按揉，称揉迎香。揉20～50下。

【功效主治】揉迎香具有宣肺气、通鼻窍的作用。可治疗感冒或慢性鼻炎等引起的鼻塞流涕、呼吸不畅等症状。多与清肺经、拿风池等合用，配合治外感四大手法效果更好。

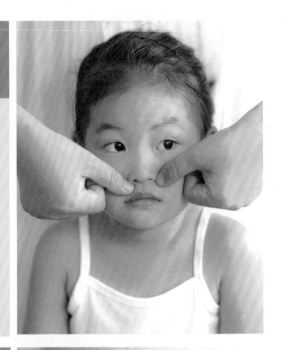

按揉百会
安神镇惊告别夜啼

【准确定位】头顶正中线与两耳尖连线的交会处，后发际正中直上7寸。

【按摩手法】用食指指腹或掌心按、揉或按揉，称按百会或按揉百会。

【功效主治】百会为诸阳之会，按揉百会能安神镇惊、升阳举陷，用于治疗惊风、惊痫、烦躁等症，多与清肝经、清心经、掐揉小天心等合用；用于遗尿、脱肛等症，常与补脾经、补肾经、推三关、揉丹田等合用。新生儿和低幼儿不宜单用按百会，多用揉百会或按揉百会，手法宜轻。按3～5下，揉或按揉30～50下。

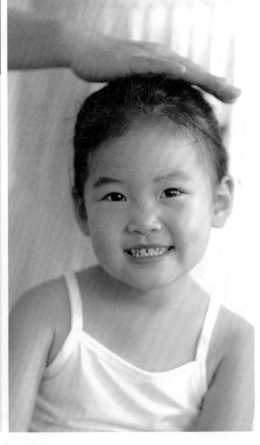

拿风池
疏风散寒，落枕好得快

【准确定位】颈后，后发际，胸锁乳突肌与斜方肌之间凹陷中，平风府穴。

【按摩手法】用拇指、食指或拇指、中指相对用力，拿揉或拿，称拿揉风池或拿风池。拿5~10下。

【功效主治】拿风池具有发汗解表、祛风散寒作用。拿风池的发汗效果非常显著，再配合推攒竹、掐揉二扇门等，发汗解表效果更好。多用于感冒头痛、发热无汗等症。如果孩子落枕、背痛，拿风池也非常见效。

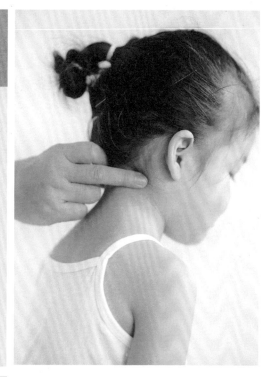

推天柱骨
治疗呕吐有方法

【准确定位】颈后发际正中至大椎穴成一直线。

【按摩手法】用拇指或食指、中指指面自上而下直推，称推天柱骨。也可以用刮痧板或汤匙蘸水自上而下刮至皮下轻度淤血，称刮天柱。推100~300下。

【功效主治】推、刮天柱具有降逆止呕、祛风散寒的作用。配合横纹推向板门、揉中脘，可治疗恶心、呕吐。治疗外感发热、颈项强痛等症时，多与拿风池、掐揉二扇门等合用。治疗风热外感发热、咽痛等症时，多与掐揉少商、重推脊、清天河水等同用。

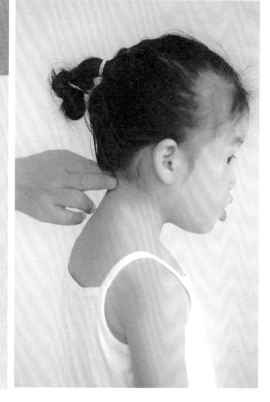

揉风府
吸湿散热、通关开窍

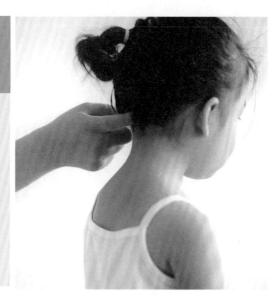

【准确定位】项部，后发际正中直上1寸，枕外隆凸直下，两侧斜方肌之间的凹陷中。

【按摩手法】用食指或拇指指端揉50～100次，称揉风府。

【功效主治】散热吸湿、通关开窍。用于治疗头痛、鼻塞、发热、咽喉肿痛等。

胸腹部特效穴位

按揉天突
止咳平喘功能强

【准确定位】在胸骨切迹上缘正中凹陷中。

【按摩手法】用中指端按揉，称按揉天突；用双手拇指对称挤捏，至皮下淤血成紫红色，称挤捏天突。揉50～100下，挤捏10～30下。

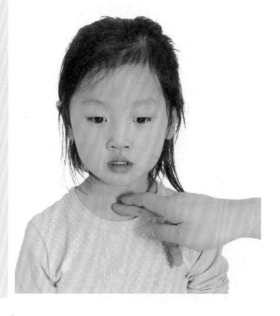

【功效主治】按揉天突有理气化痰、降逆止呕、止咳平喘的功效。与推揉膻中、运内八卦合用可治疗痰喘、呕吐；外感发热时，挤捏天突至局部轻度淤血，在本穴两侧相隔1寸处再挤捏1次，配合清天河水、推脊、拿风池，可发汗退热。急性扁桃体炎发作时，除挤捏天突穴外，配揉扁桃体外方、掐少商、清板门等，疗效较好。

揉膻中
胸闷咳嗽就找它

【准确定位】胸骨正中，两乳头连线中点。

【按摩手法】用中指指端揉，称揉膻中；用两拇指自膻中向两旁分推至乳头，称分推膻中；用食指、中指自胸骨切迹向下推至剑突，称为推膻中。揉 50 ~ 100 下，分推 50 ~ 100 下。

【功效主治】膻中为气之会穴，推、揉膻中能宽胸理气、止咳化痰，常用于治疗各种原因引起的胸闷、咳嗽、吐逆等症。与运内八卦、横纹推向板门、分腹阴阳等合用可治疗呕吐、噎气；治疗咳喘常与清肺经、揉肺俞、分推肩胛骨等合用。

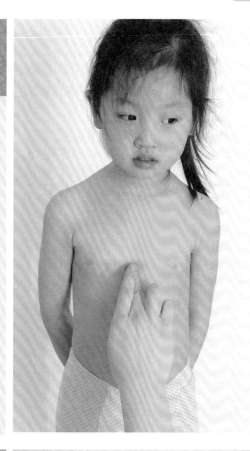

搓摩胁肋
腹胀腹痛效果好

【准确定位】从腋下沿两胁至脐旁 2 寸的天枢处。

【按摩手法】用两手掌从孩子两侧腋下搓摩至天枢穴，称搓摩胁肋。搓摩 50 ~ 100 下。

【功效主治】搓摩胁肋能顺气化痰、除胸闷、开积聚，对于由于食积、痰涎壅盛、气逆所导致的胸闷、腹胀、气喘等有效。

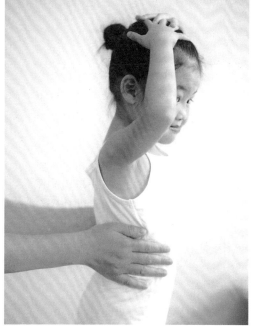

揉脐（神阙穴）
便秘腹泻不再愁

【准确定位】在肚脐中央。

【按摩手法】用指端或掌根揉，称揉脐；用指腹或手掌面摩称摩脐。逆时针方向揉为补，顺时针方向揉为泻，顺逆各半揉为平补平泻。揉100～300下。

【功效主治】揉、摩肚脐既能补又能泻，补法具有温阳散寒、补益气血、健脾和胃、消食导滞的作用，多用于寒湿、脾虚、肾虚型泄泻、气虚型便秘、疳积等症。泻法用于治疗湿热型泄泻、实热型便秘、痢疾；平补平泻法多用于先天不足，后天失调或寒湿凝聚、乳食停滞、伤乳食泻等。

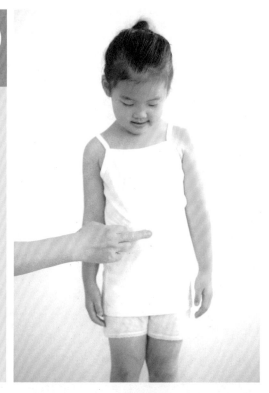

摩腹
腹胀腹痛效果好

【准确定位】腹部。

【按摩手法】用双手拇指自剑突下沿肋弓边缘或自中脘至脐，向两旁分推，称分推腹阴阳；用掌面或四指指腹按摩，称摩腹。分推100～200下，摩5分钟。

【功效主治】摩腹、分推腹阴阳具有健脾和胃、理气消食的作用。顺时针摩腹为泻法，能消食通便，用于便秘、腹胀、厌食等；逆时针为补法，能健脾止泻，用于脾虚泻、寒湿泻。

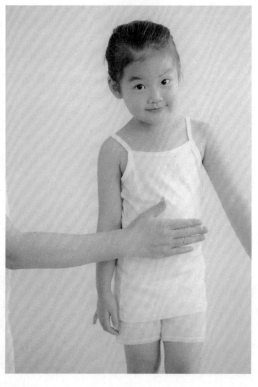

揉中脘
健脾和胃、降逆利水

【准确定位】在上腹部前正中线上，脐上 4 寸。

【按摩手法】用中指端或掌根按揉 100 ~ 300 次，称揉中脘；用掌心或四指摩中脘，称摩中脘；用食指、中指指面自中脘向上直推至喉下或自喉下向下推至中脘，称推中脘。摩 5 分钟，推 100 ~ 300 下。

【功效主治】健脾和胃、消食和中。主要用于治疗泄泻、呕吐、腹胀、食欲不振等症。

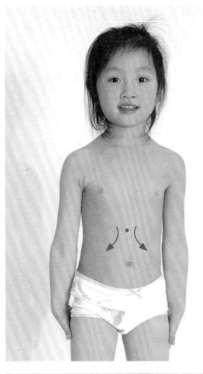

揉天枢
消食导滞、治痢疾

【准确定位】脐中旁开 2 寸。

【按摩手法】用中指或食指揉 50 ~ 100 次，称揉天枢。

【功效主治】消食导滞、祛风止痛。主要用于治疗腹胀、腹痛、腹泻、痢疾、便秘等症。

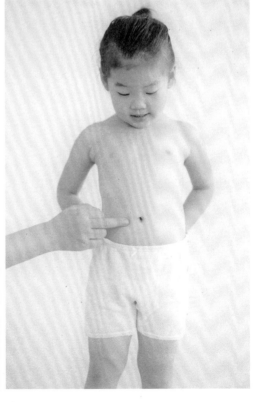

揉气海
益气助阳、止腹胀

【准确定位】下腹部，前正中线上，脐下 1.5 寸。

【按摩手法】用拇指或中指指腹揉 50 ~ 100 次，称揉气海。

【功效主治】益气助阳、消食导滞。主要用于治疗水肿、脘腹胀满、大便不通等症。

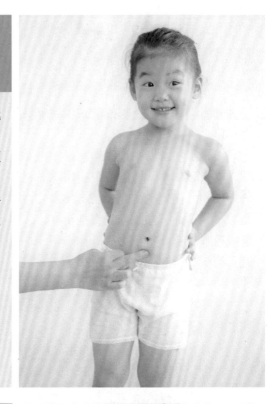

拿肚角
理气消滞、止腹痛

【准确定位】脐下 2 寸，旁开 2 寸大筋处。

【按摩手法】用拇指、食指、中指三指由脐旁向深处拿捏 3 ~ 5 次，称拿肚角。一拿一松为 1 次。

【功效主治】理气消滞。主要用于治疗腹痛、便秘等症。

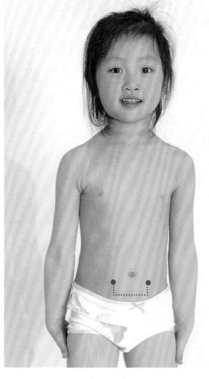

揉关元
培补元气、通淋泄浊

【准确定位】在下腹部前正中线上，脐下 3 寸。

【按摩手法】用一手拇指（或中指）指腹放在关元穴上适当用力按揉 50～100 次，称揉关元。

【功效主治】培补元气、通淋泄浊。主治腹痛、吐泻、疝气、食欲不振、遗尿等症。

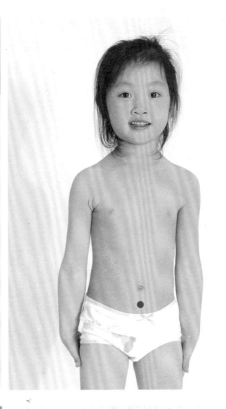

揉丹田
气血两旺强壮身体

【准确定位】下腹部，脐下 2 寸与 3 寸间。

【按摩手法】用手指揉 50～100 次，称揉丹田；用手掌揉或摩 5 分钟，称摩丹田。

【功效主治】培肾固本、温补下元、分清别浊。用于治疗小儿先天不足，下元虚冷的腹痛、遗尿、脱肛等症。

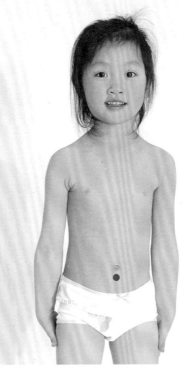

腰背部特效穴位

拿肩井
宣通气血治感冒

【准确定位】在大椎与肩峰连线之中点，肩部筋肉处。

【按摩手法】用双手拇指与食指、中指对称用力提拿，称拿肩井；用指端按压，称按肩井。提拿3～5下，按压10～30下。

【功效主治】按、拿肩井能宣通气血、发汗解表。也可配合四大手法用于治疗感冒。

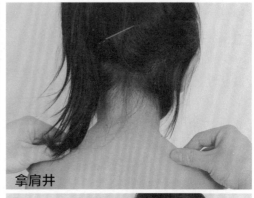

拿肩井

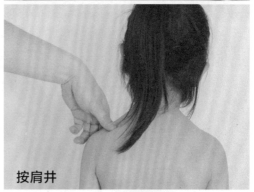

按肩井

揉大椎
感冒咳嗽都管用

【准确定位】第7颈椎棘突下凹陷中。

【按摩手法】用中指指端揉，称揉大椎。揉20～30下。

【功效主治】揉大椎可以清热解表，主要用于感冒发热、咳嗽等症。

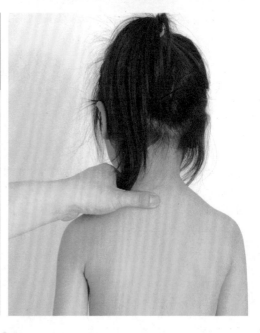

揉定喘
止咳平喘有疗效

【准确定位】位于脊柱区，横平第 7 颈椎棘突下，后正中线旁开 0.5 寸。

【按摩手法】可以使用食指、中指两指按揉定喘穴，称揉定喘。揉 20 ～ 30 下。

【功效主治】揉定喘可以肃降肺气、定喘止咳。主治哮喘、咳嗽等呼吸系统疾病。

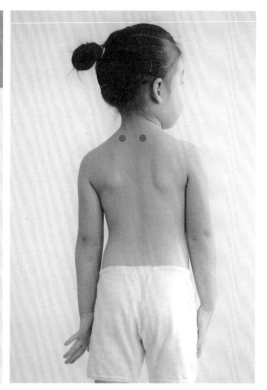

揉风门
缓解咳嗽气喘最有效

【准确定位】第 2 胸椎棘突下，旁开 1.5 寸。

【按摩手法】用两拇指或食指、中指指端揉风门穴，称揉风门。揉 50 ～ 100 下。注意吸定，不与皮肤产生摩擦。

【功效主治】揉风门具有解表通络、止咳平喘的功效。多用于外感风寒、咳嗽气喘。

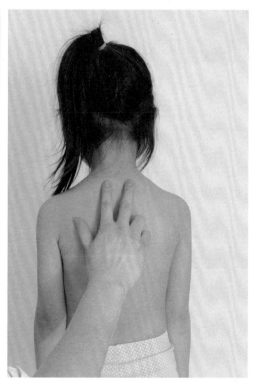

揉肺俞
调肺气、补虚损

【准确定位】第3胸椎棘突下，旁开1.5寸，左右各一穴。

【按摩手法】用双手拇指螺纹面或食指、中指指端在肺俞穴揉，称揉肺俞。揉50～100下。

【功效主治】揉肺俞能调肺气、补虚损、止咳。多用于外感咳嗽，常配合治外感四大手法、清肺经、揉膻中等，疏风解表、宣肺止咳。

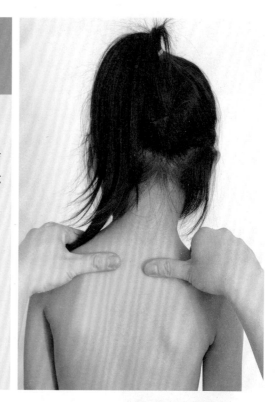

揉脾俞
健脾胃、食欲好

【准确定位】在背部第11胸椎棘突下，旁开1.5寸。

【按摩手法】用双手拇指螺纹面或一手食指、中指指端揉脾俞穴，称揉脾俞。揉50～100下。

【功效主治】健脾胃、助运化、祛水湿。主治呕吐、腹泻、疳积、食欲缺乏、四肢乏力等症。

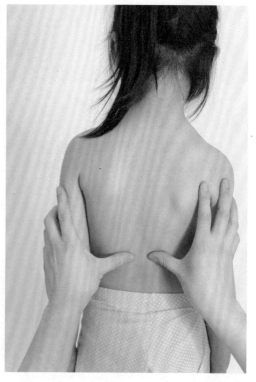

揉胃俞
和胃助运治腹胀

【准确定位】第 12 胸椎棘突下，旁开 1.5 寸。

【按摩手法】用双手拇指或食指、中指端揉胃俞穴，称揉胃俞。揉 50 ~ 100 下。

【功效主治】和胃助运、消食导滞。主治胸胁痛、胃脘痛、呕吐、腹胀、肠鸣、疳积等。

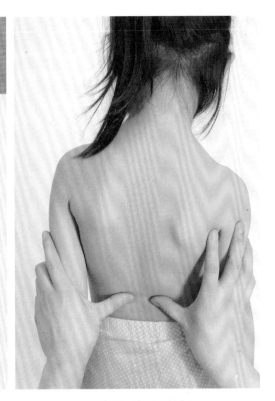

揉肾俞
补益身体治遗尿

【准确定位】第 2 腰椎棘突下，旁开 1.5 寸。

【按摩手法】用双手拇指或食指、中指指端揉肾俞穴，称揉肾俞。揉 50 ~ 100 下。

【功效主治】补益肾气、强身健体。主治遗尿、腹泻、佝偻病、耳鸣、耳聋、哮喘等。

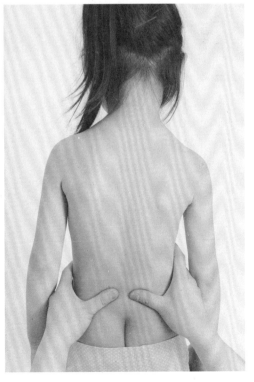

揉大肠俞
润肠通腑治便秘

【准确定位】第4腰椎棘突下，旁开1.5寸。

【按摩手法】用双手拇指螺纹面着力揉大肠俞穴，称揉大肠俞。揉50～100下。

【功效主治】调肠通腹、止泻通便。主治腹痛、腹胀、腹泻、便秘、痢疾等。

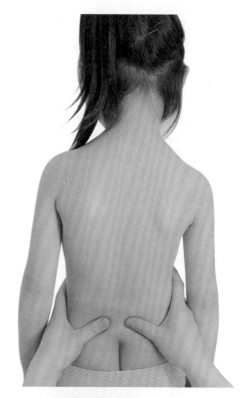

揉命门
温肾壮阳消水肿

【准确定位】第2腰椎棘突下。

【按摩手法】用拇指螺纹面着力揉命门穴，称揉命门。揉10～30下。

【功效主治】温肾壮阳、缩泉止遗。主治遗尿、腹泻、哮喘、水肿等。

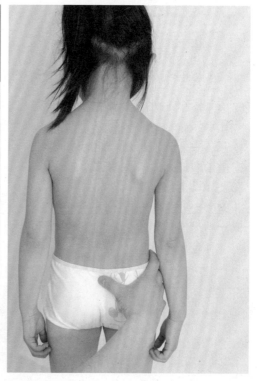

捏脊
调阴阳、理气血、健脾胃

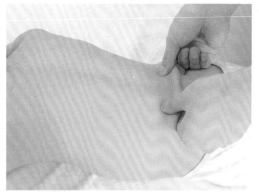

【准确定位】在背部大椎至长强成一直线。

【按摩手法】用食指、中指指腹自上而下直推脊柱，称推脊。推100～300下。用捏法自下而上捏脊柱两侧3～5遍，称捏脊。捏脊一般操作5遍，最后2遍每捏3下将脊背提1下，称为"捏三提一法"。捏脊前，可先在背部轻轻摩几遍，使肌肉放松。

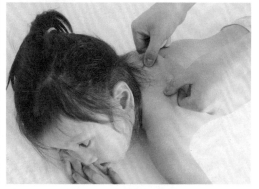

【功效主治】调阴阳、理气血、和脏腑、通经络、强身健体。重捏脊可清热，轻捏脊可安神，有助睡眠。

推七节骨
温阳止泻治痢疾

【准确定位】尾椎骨端（长强穴）至第4腰椎成一直线。

【按摩手法】从下往上推，称推上七节骨；反之，为推下七节骨。

【功效主治】推上七节骨可温阳止泻，用于治疗虚寒腹痛、腹泻等症；推下七节骨可泻热通便，用于肠热便秘的治疗。

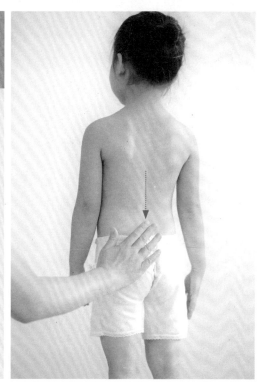

揉龟尾
通调督脉治便秘

【准确定位】尾椎骨端。

【按摩手法】用拇指指端或中指指端揉龟尾穴，称揉龟尾。每次揉100～300下。

【功效主治】揉龟尾能够通调督脉、调理大肠。多与揉脐、推七节骨配合应用，治疗腹泻、便秘等症。

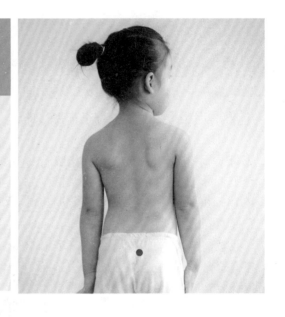

上肢部特效穴位

推脾经
调理脾胃吃饭香

【准确定位】拇指桡侧缘或拇指末节螺纹面。

【按摩手法】将孩子拇指屈曲，循拇指桡侧缘由指尖向指根方向直推为补（也可顺时针旋转推动拇指末节螺纹面）；将孩子拇指伸直，自指根向指尖方向直推为清。两者统称推脾经。需要注意的是，推脾经不宜多用清法，一般多用补法。推100～500下。

【功效主治】补法健脾胃、补气血；泻法清热利湿。主治食欲缺乏、消化不良、疳积、腹泻、咳嗽、消瘦等症。

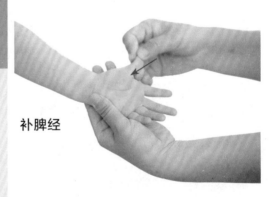

补脾经

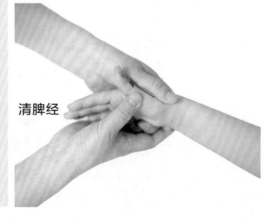

清脾经

推肝经
五心烦热平复快

【准确定位】食指末节螺纹面。

【按摩手法】一只手持孩子食指末节，用另一只手拇指螺纹面顺时针旋转推动孩子食指末节螺纹面为补肝经；由食指掌面末节指纹推向指尖，称清肝经。补肝经和清肝经统称推肝经，肝经宜清不宜补。推100～500下。

【功效主治】降温、排毒。主治惊风、抽搐、烦躁不安等症。

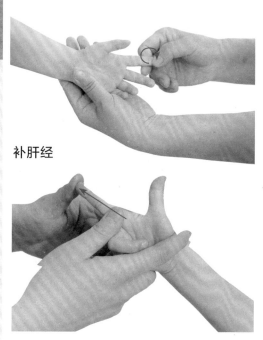

补肝经

清肝经

推心经
清热除烦退心火

【准确定位】中指末节螺纹面。

【按摩手法】一只手托住孩子的手掌，用另一只手拇指螺纹面顺时针旋转推动孩子中指螺纹面为补心经；由中指指根推向指尖为清心经。清心经和补心经统称推心经。建议多用清法少用补法，以免动心火。推100～500下。

【功效主治】清热退心火。主治高热神昏、面赤口疮、小便短赤。

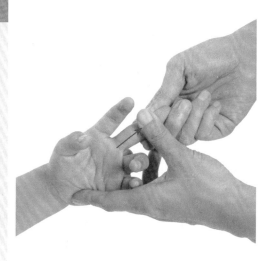

清心经

推肺经
宣肺清热治咳喘

【准确定位】无名指末节螺纹面。

【按摩手法】一只手托住孩子的手掌，另一只手拇指螺纹面顺时针旋转推动孩子无名指末节螺纹面为补肺经；由无名指指根推向指尖为清，反之为补。清肺经和补肺经统称推肺经。推100～500下。

【功效主治】补法能补益肺气，泻法能宣肺清热。主治咳嗽气喘、虚寒怕冷、感冒发热、咳嗽气喘、痰鸣。

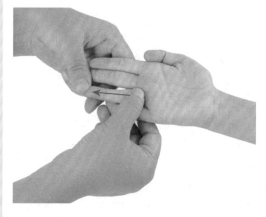

清肺经

推肾经
改善久病体虚补元气

【准确定位】小指末节螺纹面。

【按摩手法】一只手托住孩子的手掌，另一只手拇指螺纹面顺时针旋转推动孩子小指螺纹面为补肾经；由指根向指尖方向直推为补，反之为清。补肾经和清肾经统称推肾经。一般多用补法，需用清法时，多以清小肠代替。推100～500下。

【功效主治】补法有补肾益脑、温养下元的作用；清法能清利下焦湿热。主治多尿、遗尿、小便赤涩。

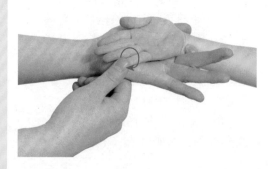

补肾经

推大肠经
告别便秘，远离肥胖

【准确定位】食指桡侧缘，自食指尖至虎口成一直线。

【按摩手法】一只手托住孩子的手掌，用另一只手拇指螺纹面从孩子食指指尖推至虎口为补，称补大肠经；反之为清，称清大肠经。补大肠经和清大肠经统称推大肠经。推100～500下。

【功效主治】补大肠经能够涩肠固脱，温中止泻；清大肠经能清利肠腑。除湿热，导积滞。主治虚寒腹泻、脱肛、大便秘结。

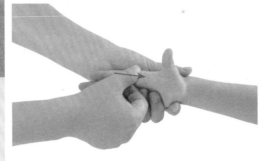

补大肠经

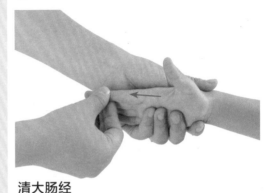

清大肠经

推胃经
和胃降逆泻胃火

【准确定位】在拇指近节（第一节）掌面。

【按摩手法】一只手托住孩子的手掌，用另一只手拇指自孩子掌根推至拇指根部，称清胃经；旋推孩子近掌端第一节，称补胃经。清胃经和补胃经统称推胃经。推100～500下。

【功效主治】补法能健脾胃、助运化；清法可清中焦湿热、和胃降逆、泻胃火、除烦止渴。主治消化不良、食欲缺乏、呃逆、腹胀、便秘。

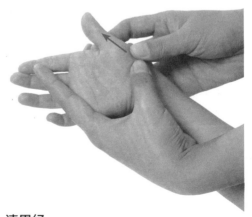

清胃经

揉肾顶
收敛元气、固表止汗

【准确定位】小指顶端。

【按摩手法】用一只手托住孩子的手掌，另一只手拇指指端按揉孩子小指顶端，称揉肾顶。揉100～500下。

【功效主治】揉肾顶能够收敛元气、固表止汗。主治自汗、盗汗或大汗淋漓不止等症。

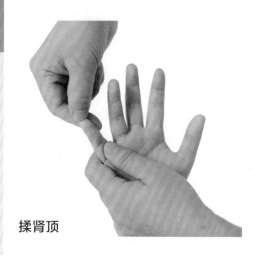

揉肾顶

掐推四横纹
积食积滞不用慌

【准确定位】在掌面食指到小指的四指掌指关节横纹处。

【按摩手法】一只手托住孩子的手掌，使掌心朝上，用另一只手拇指指端从孩子食指横纹依次掐揉至小指横纹，称掐四横纹；四指并拢，从食指横纹推向小指横纹处，称推四横纹。掐揉各3～5下，推100～300下。

【功效主治】掐四横纹能退热除烦、散瘀结；推四横纹能调中行气、和气血、消胀满。掐四横纹是治疗儿童疳积的要穴，常与补脾经、揉中脘、捏脊等合用。也可治疗消化不良、腹胀等，常与补脾经、揉板门、揉中脘等合用。

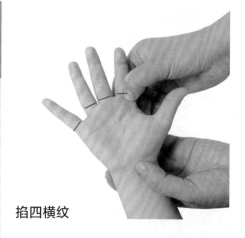

掐四横纹

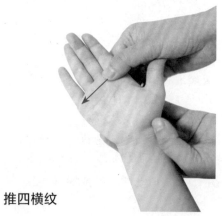

推四横纹

推小肠经
利尿通淋治遗尿

【准确定位】小指尺侧缘，自指尖到指根成一直线。

【按摩手法】一只手托住孩子的手掌，暴露小指尺侧缘，用另一只手拇指螺纹面从孩子指尖推向指根为补，称补小肠经；反之为清，称清小肠经。补小肠经和清小肠经统称推小肠经。每次推 100 ~ 300 下。

【功效主治】补法能温补下焦、收敛止遗；泻法可以清利下焦湿热。主治小便短赤不利、尿闭、遗尿。

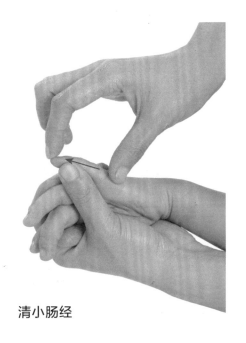

清小肠经

揉板门
消食化积胃口好

【准确定位】在手掌的大鱼际表面（双手拇指近侧，在手掌肌肉隆起处）。

【按摩手法】一只手持孩子手，另一只手拇指指端揉孩子大鱼际，称揉板门或运板门。揉 100 ~ 300 下即可。

【功效主治】揉板门能够健脾和胃、消食化滞。主治腹胀、消化不良。

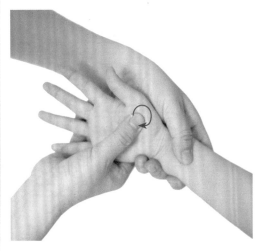

揉板门

揉内劳宫
口舌生疮好得快

【准确定位】在掌心，握拳时中指、无名指指端所在处之中点。

【按摩手法】一只手持孩子手，另一只手拇指或中指指端揉孩子掌心，称揉内劳宫。揉100～300下。

【功效主治】揉内劳宫能清热除烦。主治口舌生疮、发热、烦躁等症，常与清心经、清天河水等合用。

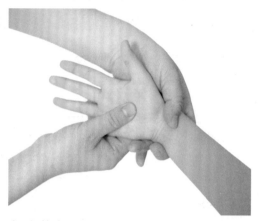

揉内劳宫

运内八卦
宽胸理气，化滞消食

【准确定位】手掌面，以掌心为圆心，从圆心至中指根横纹的2/3处为半径，所做圆周。内八卦穴在此圆周上，即乾、坎、艮、震、巽、离、坤、兑8个方位。

【按摩手法】一只手持孩子四指，拇指按在孩子离卦，掌心向上，用另一只手食指、中指夹住孩子腕关节，以拇指螺纹面用运法，自乾卦起至兑卦止，顺时针，称顺运内八卦；如果从兑卦起至乾卦止，逆时针运，称逆运内八卦。顺时针、逆时针各运100～500下。

【功效主治】顺运内八卦具有宽胸利膈、理气化痰、行滞消食的功效。逆运内八卦能降气平喘。与其他手法合用，能治疗多种疾病。

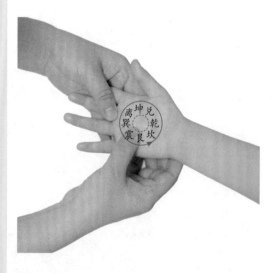

逆运内八卦

运外八卦

通滞散结，治疗胸闷腹胀

【准确定位】掌背外劳宫周围，与内八卦相对处。

【按摩手法】一只手持小儿四指令掌背向上，另一只手拇指做顺时针方向运，称为运外八卦。

【功效主治】宽胸理气，通滞散结。主要用于治疗胸闷、腹胀、便秘等。

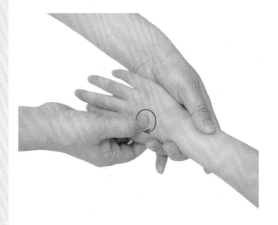

揉总筋

镇惊止痉治夜啼

【准确定位】腕掌侧横纹中点。

【按摩手法】用一只手握住孩子的四指，用另一只手拇指指端按揉本穴，称揉总筋；用拇指指甲掐，称掐总筋。揉100～300下，掐3～5下。

【功效主治】清心经热、散结止痉、通调气机、镇惊止痉。主治夜啼。

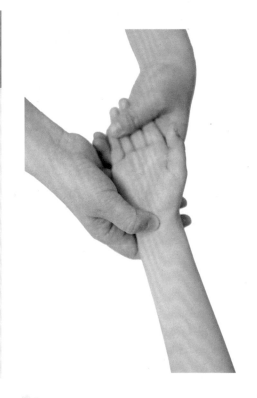

推大横纹
调和气血治积食

【准确定位】仰掌，腕掌侧横纹。近拇指指端称阳池，近小指指端称阴池。

【按摩手法】用双手拇指指面从孩子掌后横纹中点，由总筋向两旁分推，称分推大横纹，又称分阴阳；自两旁（阴池、阳池）向总筋合推称合阴阳。推30～50下。

【功效主治】分阴阳能够平衡阴阳、调和气血、行滞消食；合阴阳能行痰散结。分阴阳多用于阴阳不调、气血不和而致的寒热往来、烦躁不安、腹胀、腹泻、呕吐等症。

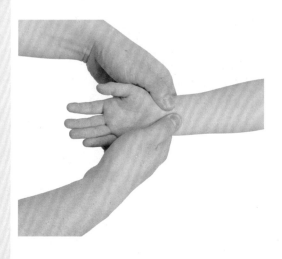

掐二扇门
发汗退热特效穴

【准确定位】在手背，中指与食指、食指与无名指之间的指蹼缘，赤白肉上半寸处。

【按摩手法】用拇指指甲掐，为掐二扇门。用拇指指端揉，为揉二扇门。揉法要稍用力，速度宜快。掐5下，揉100～300下。

【功效主治】发汗退热。主治外感风寒。

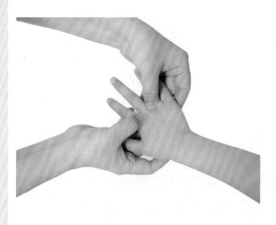

揉外劳宫
温阳散寒治伤风

【准确定位】在手背，与内劳宫相对处。

【按摩手法】一只手托住孩子手，用另一只手拇指或中指揉之，称揉外劳宫；用拇指指甲掐之，称掐外劳宫。揉100～300下，掐3～5下。

【功效主治】温阳散寒、升阳举陷。主治外感风寒、腑脏积寒、腹痛等症。

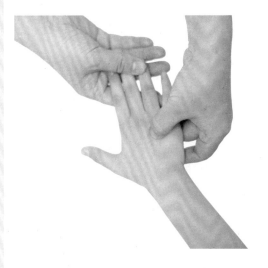

揉一窝风
伤风感冒按一按

【准确定位】手背腕横纹正中凹陷处。

【按摩手法】用一只手握住孩子的手，使掌背向上，用另一只手拇指或中指揉之，称揉一窝风，揉100～300次。

【功效主治】温中行气、止痹痛、利关节。用于治疗伤风感冒、小儿惊风等。

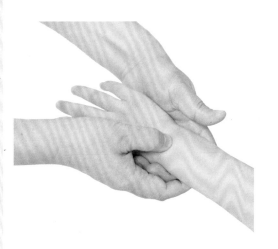

揉二人上马
滋阴补肾利小便

【准确定位】在手背，无名指与小指掌指关节后陷中。

【按摩手法】用一只手握住孩子四指，使掌心向下，用另一只手拇指掐之，称掐二人上马；用拇指、食指相对用力揉上马穴，称揉二人上马。

【功效主治】滋阴补肾、顺气散结、利水通淋。主治牙痛、小便赤涩淋漓等症。

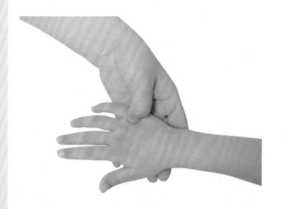

推三关
补气行气多面手

【准确定位】前臂背面的桡侧（靠拇指一侧），从阳池到曲池成一直线。

【按摩手法】用一只手握住孩子手腕，用另一只手拇指桡侧面或食指、中指指面从孩子腕横纹推向肘横纹，称推三关。推 100～300 下。

【功效主治】补气行气、温阳散寒、发汗解表。主治气血虚弱、四肢发寒、腹痛腹泻、疹子透出不畅及感冒等一切虚寒病证。

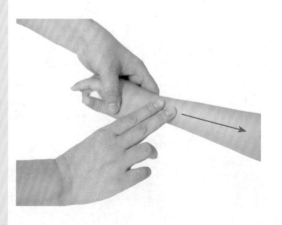

揉小天心
安神利尿透疹快

【准确定位】在大、小鱼际交界凹陷处，内劳宫之下，总筋之上。

【按摩手法】一只手持孩子四指，使掌心向上，用另一只手中指端揉，称揉小天心；用拇指指甲掐，称掐小天心；用中指尖或屈曲的指间关节捣，称捣小天心。揉 100 ～ 300 下，掐 3 ～ 5 下，捣 10 ～ 30 下。

【功效主治】掐揉可以清热、镇惊、利尿、明目；捣可镇惊安神。掐揉小天心用于心经有热而致的目赤肿痛、口舌生疮、惊惕不安等症；掐、捣小天心常用于惊风抽搐、夜啼、惊惕不安等症。

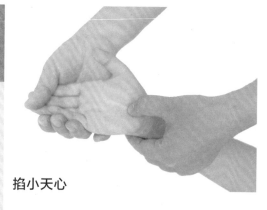

掐小天心

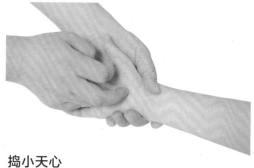

捣小天心

清天河水
退热泻火最有效

【准确定位】前臂掌侧正中，总筋至洪池（曲泽）成一直线。

【按摩手法】一只手握小儿手腕，使掌心向上，用另一只手食指、中指指面从腕横纹推向肘横纹，称清天河水。用食指、中指蘸水从总筋开始，一起一落地弹打，直至肘部，同时一面用嘴吹气，称弹打天河水。弹打天河水清热之力大于清天河水，多用于实热、高热等症。推 100 ～ 500 下。

【功效主治】清热解表，泻火除烦。主治热性病证，用于五心烦热、口燥咽干、唇舌生疮、夜啼等症。

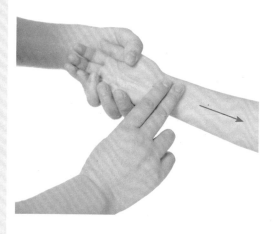

退六腑
实热病症都找它

【准确定位】在前臂掌侧的内侧面，肘至阴池成一直线。

【按摩手法】一只手握住孩子的肘部，另一只手拇指或食指、中指指腹自孩子肘横纹推向腕横纹，称退六腑。推 100～500 下。

【功效主治】清热解毒、凉血。主治高热、惊风、口疮、面肿、咽痛、便秘等一切实热病症。

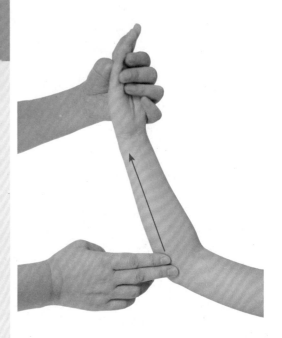

下肢部特效穴位

推箕门
利尿清热

【准确定位】大腿内侧，膝盖上缘至腹股沟成一直线。

【按摩手法】用食指、中指指腹自膝盖内侧上缘至腹股沟做直推，称推箕门。推 100～300 下。

【功效主治】推箕门能够利尿清热，可主治小便不利、遗尿等症。

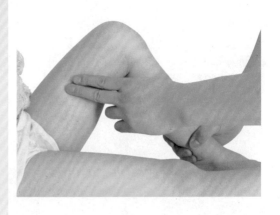

按揉百虫
疏通经络缓痹痛

【准确定位】在膝上内侧肌肉丰厚处。

【按摩手法】用拇指和食指、中指对称提拿，称拿百虫；用拇指端按揉，称按揉百虫。提拿 3 ~ 5 下，按揉 10 ~ 30 下。

【功效主治】按、拿百虫能疏通经络、止抽搐。多用于下肢瘫痪及痹痛等症。

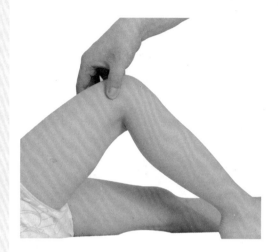

揉膝眼
通经活络治膝部病痛

【准确定位】在膝盖两旁凹陷中（外侧凹陷称外膝眼，内侧凹陷称内膝眼）。

【按摩手法】可以用拇指、食指分别揉按两侧膝眼，称揉膝眼。揉 50 ~ 100 下，掐、拿 3 ~ 5 下。

【功效主治】按、掐、拿膝眼能息风止搐；揉膝眼能通经活络。常配合拿委中治疗小儿麻痹症导致的下肢萎软无力，并能治疗膝关节扭挫伤等膝部病症。

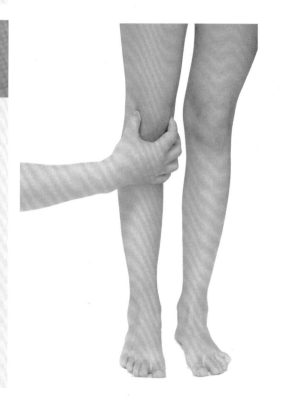

按揉足三里
脾胃保健要穴

【准确定位】外膝眼下3寸，胫骨旁开1横指。

【按摩手法】用拇指指端按揉，称按揉足三里。按揉50～100下。

【功效主治】按揉足三里能健脾和胃、调中理气、通络导滞。多用于消化系统疾病，治疗呕吐、腹泻等。与捏脊、摩腹等配合应用，可以作为儿童常用保健手法。

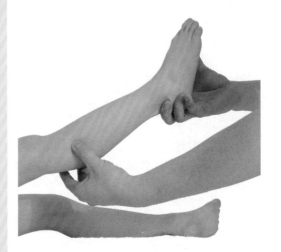

按揉阳陵泉
快速解除胸胁疼痛

【准确定位】小腿外侧，当腓骨小头前下方凹陷处。

【按摩手法】用拇指或中指指腹按揉阳陵泉2分钟。

【功效主治】清热利湿、舒筋通络。主治胸胁疼痛、口苦、下肢麻木、脑瘫等。

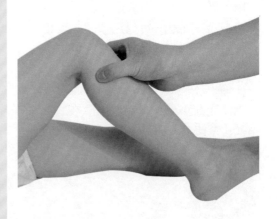

按揉三阴交
通血脉助运化

【准确定位】在小腿内侧，内踝尖直上 3 寸，胫骨后缘凹陷中。

【按摩手法】用拇指或食指端按揉，称按揉三阴交。按 3～5 下，揉 20～30 下。

【功效主治】按揉三阴交能通血脉、活经络、疏下焦、利湿热、通调水道。主要用于泌尿系统疾病，如遗尿、小便频数涩痛不利等。按揉三阴交还有健脾胃、助运化的功效，用于儿童消化不良等症。

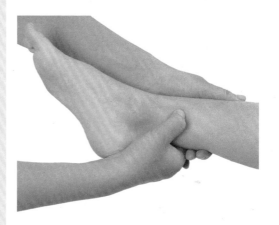

推揉涌泉
滋阴大穴退实热

【准确定位】在足底前 1/3 处，足趾跖屈时呈凹陷处。

【按摩手法】用拇指指腹着力，向足趾方向直推；称推涌泉；用拇指指腹按揉，称按揉涌泉。推 100～300 下，按揉 30～50 下。

【功效主治】推涌泉能够滋阴退热，常与揉二人上马、运内劳宫等配合治疗五心烦热、烦躁不安、夜啼等症；还可与退六腑、清天河水配合以退实热。

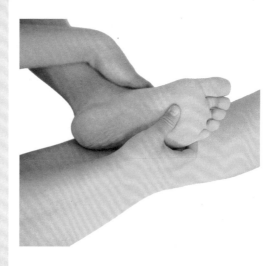

拿承山
通经活络、止痉息风

【准确定位】在腓肠肌交界的尖端，人字形凹陷处。

【按摩手法】用食指指端嵌入承山所在的软组织缝隙中，然后横向拨动该处的筋腱，操作 10 ～ 30 次，称拿承山。

【功效主治】通经活络、止痉息风。主治惊风抽搐、下肢痿软、腿痛转筋等。

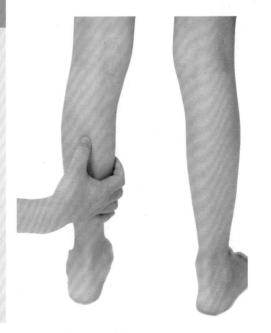

拿委中
改善惊风抽搐

【准确定位】腘窝中央，两大筋（股二头肌腱、半腱肌腱）之间。

【按摩手法】用拇指、食指端提拿勾拨腘窝中筋腱 5 次，称拿委中，或以拇指指端揉 50 ～ 100 次，称揉委中。

【功效主治】疏通经络、息风止痉。主治惊风抽搐、下肢痿软无力等。

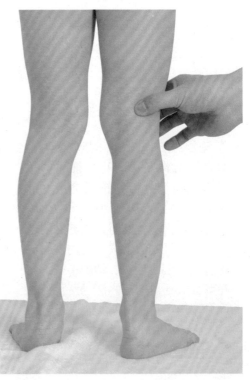

揉丰隆
化痰平喘、和胃气

【准确定位】外踝尖上 8 寸，胫骨外侧 1.5 寸，胫腓骨之间。

【按摩手法】用拇指指端揉 20~40 次，称揉丰隆。

【功效主治】化痰平喘、和胃气。主治咳嗽、气喘、下肢痿痹等。

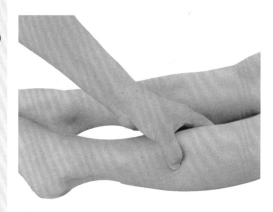

揉太溪
滋阴益肾、清热止痛

【准确定位】足内侧，内踝后方，内踝尖与跟腱之间的凹陷处。

【按摩手法】用一只手拇指指端揉 100～200 次，称揉太溪。

【功效主治】滋阴益肾、清热止痛。主治头痛、咽喉肿痛、咳喘等。

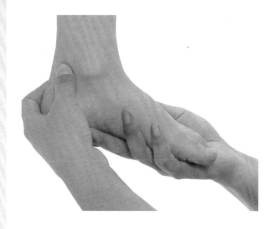

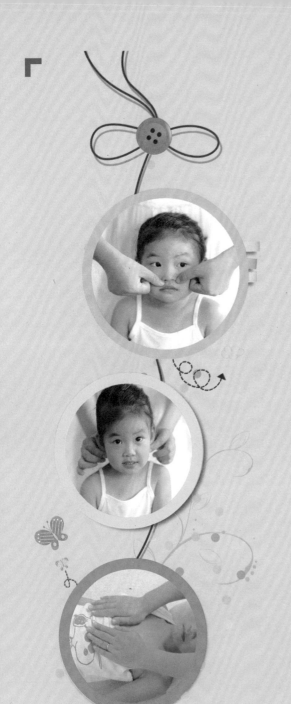

第三章

经络按摩
治疗小儿常见病

▷ 发热

　　发热，即体温异常升高，是儿童期许多疾病的一个常见症状。发热一般分为外感发热、肺胃实热、阴虚发热三种。其中以外感发热为常见，但除感冒外，某些急性传染病的初期均有不同程度的发热。如麻疹、流行性乙型脑炎、猩红热（丹痧）、水痘等。发热的治疗原则以清热为主。外感发热佐以发散解表；肺胃实热者，佐以清泻里热，理气消食；阴虚者，佐以滋阴。

病症分型	症状表现
风寒发热型	怕冷，头痛，鼻塞，流涕，舌苔薄白
风热发热型	微微发汗，咽痛，口干，流黄鼻涕，食指脉络红紫
肺胃实热型	面色发红，烦躁哭闹，指纹深紫，舌红苔燥，便秘时间长
阴虚发热型	手足较热，夜间睡觉时容易出汗，食欲减退

❖ 小儿发热的基本按摩手法 ❖

1.

开天门200下
两拇指自下而上从眉心向额上交替直推。

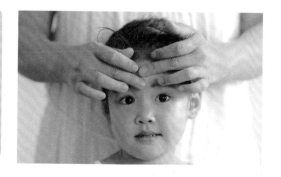

2.

推坎宫200下

用双手拇指自眉心沿两侧眉梢做分推。

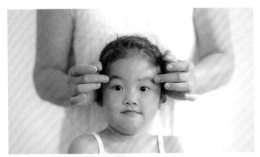

3.

揉太阳30~50下

用中指或拇指端向耳方向揉。

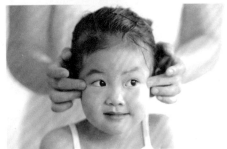

4.

揉耳后高骨30~50下

用拇指或中指指端揉。

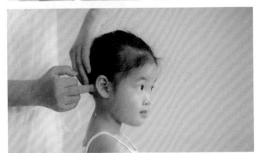

5.

清肺经200下

肺经在无名指指面，指根推向指尖。

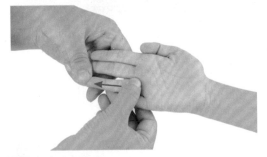

6.

清天河水100下

前臂正中，用食指、中指指面从腕横纹推向肘横纹。

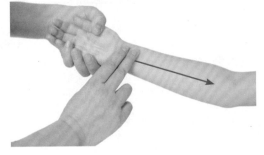

风寒发热型的按摩手法

在基本按摩手法的基础上加推以下手法：

1.

按揉风池1分钟
用拇指指腹稍用力按揉，
双侧交替操作。

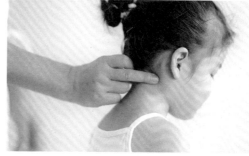

2.

掐二扇门100下
用拇指指甲掐。

3.

推三关100下
用食指、中指指面从腕推
向肘。

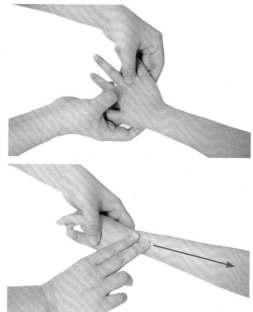

风热发热型的按摩手法

在基本按摩手法的基础上加推以下手法：

1.

清天河水400下

在前臂正中，用食指、中指指面从腕横纹推向肘横纹。

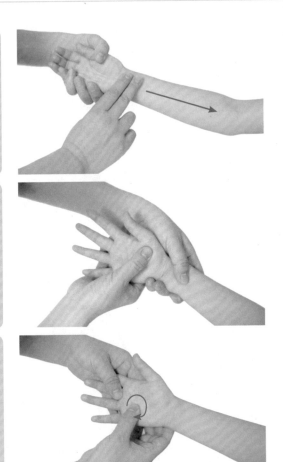

2.

揉板门200下

板门在手掌大鱼际处，用拇指指端顺时针按揉。

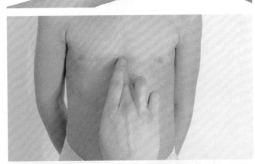

3. 运内八卦200下

用一只手持孩子四指，用另一只手拇指螺纹面用运法，自乾卦起至兑卦止，顺时针运转。

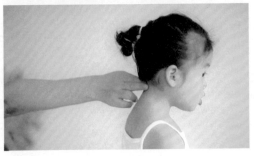

4.

揉膻中100下，分推100下

用中指自膻中向两旁分推至乳头。

5.

推天柱骨10下

颈后发际正中至大椎穴成一直线。中指指腹从上往下推。

6.

揉肺俞1分钟

第3胸椎棘突下，脊柱正中旁开1.5寸，双手拇指按摩。

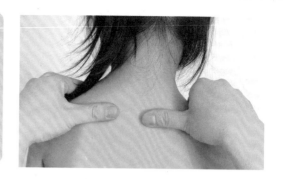

肺胃实热型的按摩手法

在基本按摩手法的基础上加推以下手法：

1.

清肺经200下

肺经在无名指指面，由指根向指尖方向推。

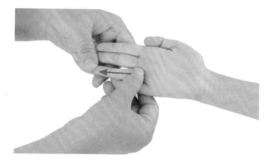

2.

清胃经200下

胃经在拇指近节（第一节）掌面，自掌根至拇指根部。

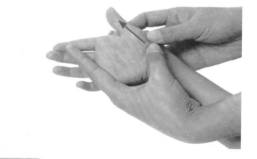

3.

清大肠经200下

大肠经在食指桡侧，用拇指指腹从虎口推至指尖。

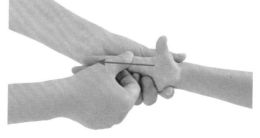

4.

退六腑300下

前臂内侧，用食指、中指指面自肘横纹推向腕横纹。

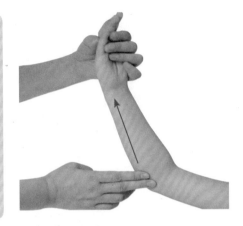

5.

推三关300下

前臂桡侧，用食指、中指指面从腕横纹推向肘横纹。

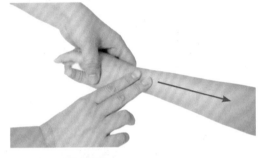

6.

揉板门100下

板门在手掌大鱼际处，用拇指指端顺时针按揉。

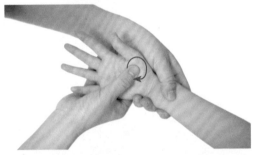

7.

摩腹100下

用掌面或四指指腹顺时针摩孩子腹部。

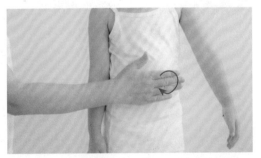

阴虚发热型的按摩手法

在基本按摩手法的基础上加推以下手法：

1.

补脾经200下
拇指螺纹面，用拇指指腹
顺时针方向旋转推动。

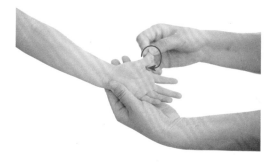

2.

补肺经100下
无名指螺纹面，用拇指指
腹顺时针方向旋转推动。

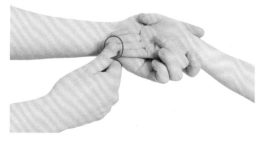

3.

清天河水100下
前臂正中，用食指、中指指
面从腕横纹推向肘横纹。

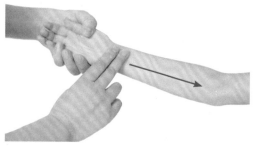

4.

揉足三里1分钟
外膝眼下3寸，胫骨旁开1横
指处，用拇指指端按揉。

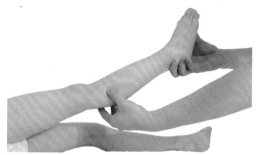

5.

推涌泉1分钟
用拇指指腹着力，向足趾
方向直推。

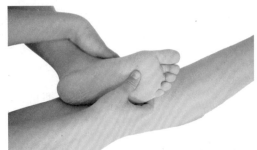

6. 捏脊3~5遍

两手交替，沿脊柱两侧自长
强穴向上边推边捏边放，一
直推到大椎穴。每捏3下，
向上提1下。

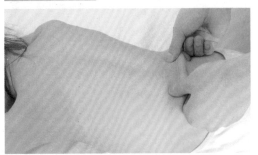

感冒

　　感冒即上呼吸道感染，是儿童最常见的疾病。炎症侵犯鼻、咽、扁桃体、喉等部位亦可累及邻近器官导致中耳炎、结膜炎、鼻窦炎、颈淋巴结及咽后壁脓肿。急性上呼吸道感染一年四季均可发生，多见于冬春两季。本病多由病毒感染引起，少数由细菌致病，也有细菌、病毒混合感染。

病症分型	症状表现
风寒型	怕冷，发热，无汗，四肢关节酸痛，流清涕，咳痰清稀，舌淡
风热型	发热重，怕风或怕冷，咽痛，口干，有汗，流黄涕，咳嗽痰黄，舌边与舌尖红，苔薄黄
咳嗽痰多型	感冒伴经常性咳嗽，痰多，有的小儿不会咳出痰
食欲缺乏型	感冒后没有进食欲望，口中发苦，甚至不爱喝水

小儿感冒的基本按摩手法

1.

开天门200下

两拇指自下而上从眉心向额上交替直推。

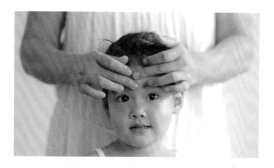

2.

推坎宫200下

用双手拇指自眉心沿两侧眉梢做分推。

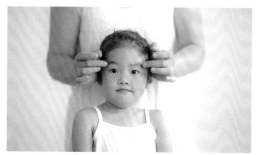

3.

揉太阳30～50下

用中指或拇指端向耳方向揉。

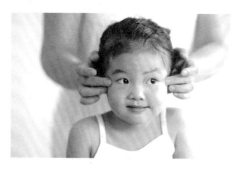

4.

揉耳后高骨30～50下

用拇指或中指指端揉。

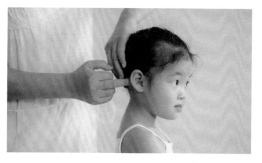

5.

揉迎香20～30下
用双手拇指指腹揉。

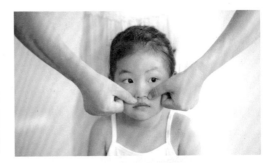

6.

拿风池1分钟
用拇指、食指或拇指、中指
相对用力拿捏。

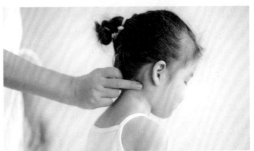

7.

揉肺俞1分钟
第3胸椎棘突下，脊柱正中
旁开1.5寸，双手拇指按摩。

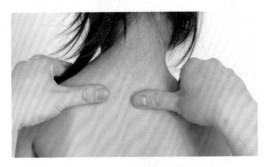

8. 横擦腰背部
用手掌蘸少许生姜汁用大鱼际
着力推搓背腰部，以皮肤发红
发热为度。

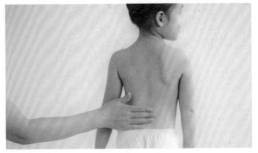

风寒型的按摩手法

在基本按摩手法的基础上加推以下手法：

1.

推三关500下

用食指、中指指面从腕推向肘。

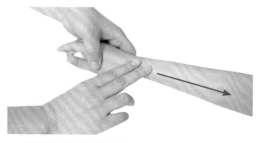

2.

揉二扇门50下

用拇指指端揉，揉时要稍用力，速度宜快。

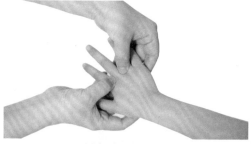

3.

提拿肩井5～7下

用双手拇指与食指、中指对称用力提拿肩井穴部位肌肉。

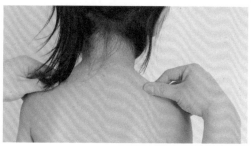

风热型的按摩手法

在基本按摩手法的基础上加推以下手法：

1.

清肺经300下

肺经在无名指指面，由指根向指尖方向推。

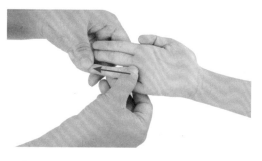

2.

清天河水100下
前臂正中，用食指、中指指面从腕横纹推向肘横纹。

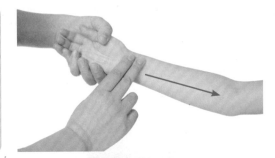

3.

揉大椎穴1～3分钟
用拇指或中指指端按揉。

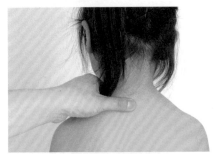

4.

提拿肩井3～5下
用双手拇指与食指、中指对称用力提拿肩井穴部位肌肉。

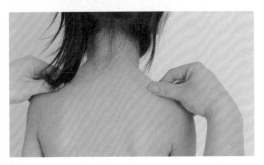

咳嗽痰多型的按摩手法

在基本按摩手法的基础上加推以下手法：

1.

按揉天突1分钟
用中指指端按揉。

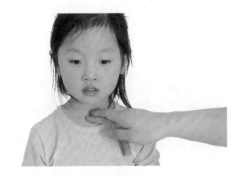

2.

揉膻中100下
用拇指或中指揉穴位。

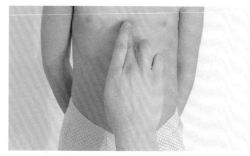

3.

掐掌小横纹100下
掌小横纹在掌面小指根下掌
纹尺侧头。用拇指指甲掐。

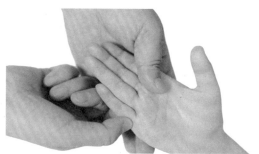

食欲缺乏型的按摩手法

在基本按摩手法的基础上加推以下手法：

1.

揉板门100下
板门在手掌大鱼际处，用
拇指指端顺时针按揉。

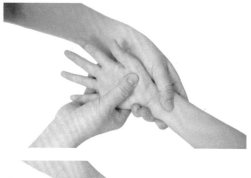

2.

推三关300下
前臂桡侧，用食指、中指指
面从腕横纹推向肘横纹。

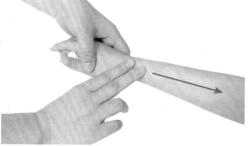

3.

揉足三里1分钟

外膝眼下3寸，胫骨旁开1横指处，用拇指指端按揉。

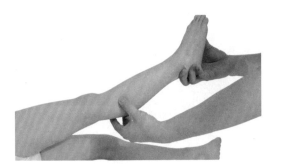

咳嗽

中医认为，当风、寒、暑、湿、燥、火等外邪侵袭人体的时候，就会引起人体肺、脾、肾三脏功能失调，由于孩子抵抗力薄弱，呼吸道血管丰富、支气管黏膜娇嫩，因此易发生炎症。儿童在一年四季都会出现咳嗽症状，尤以冬春季节最为多见。

病症分型	症状表现
风热型	咽痛，痰黄，发热，出汗，舌苔薄黄
风寒型	发热怕冷，无汗，痰稀色白
干咳型	干咳少痰
痰多型	痰白且量多

小儿咳嗽的基本按摩手法

1.

揉天突1分钟

用中指指腹按揉。

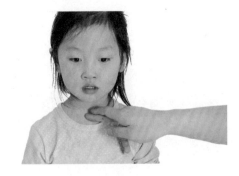

2.

按膻中1分钟
用中指指腹点按。

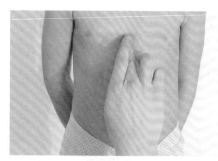

3.

揉肺俞1分钟
第3胸椎棘突下，脊柱正中
旁开1.5寸，双手拇指按摩。

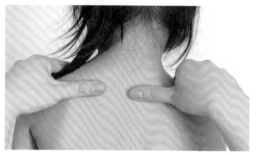

风热型的按摩手法

在基本按摩手法的基础上加推以下手法：

1.

清肺经300下
肺经在无名指指面，由指
根向指尖方向推。

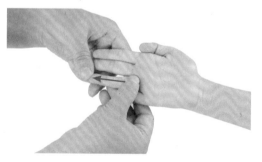

2.

退六腑300下
前臂内侧，用食指、中指指
面自肘横纹推向腕横纹。

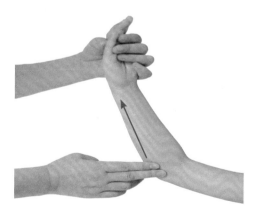

3.

揉大椎20～30下

用拇指或中指螺纹面按揉。

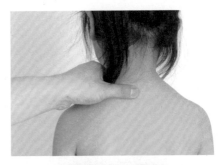

4.

提拿肩井10下

双手拇指与食指、中指对称
用力提拿肩井部位肌肉。

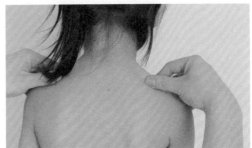

5.

按压肩井5下

拇指稍用力按压肩井部肌肉。

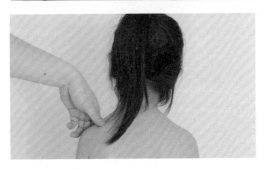

风寒型的按摩手法

在基本按摩手法的基础上加推以下手法：

1.

揉太阳穴300下

用中指或拇指端向耳方向揉。

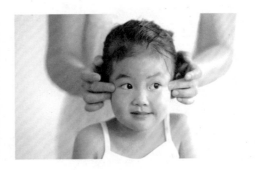

2.

拿风池100下

用拇指、食指或拇指、中指
相对用力拿风池。

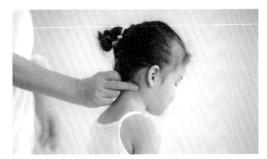

3.

揉合谷1~3分钟

合谷在虎口上，第一、二掌
骨间凹陷处，以拇指指腹揉。

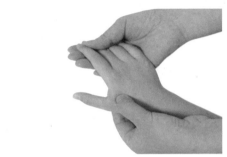

4.

推三关300下

前臂桡侧，用食指、中指指
面从腕横纹推向肘横纹。

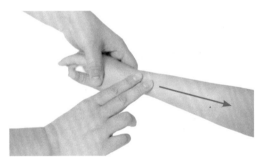

干咳型的按摩手法

在基本按摩手法的基础上加推以下手法：

1.

揉内劳宫50下

用拇指指腹揉。

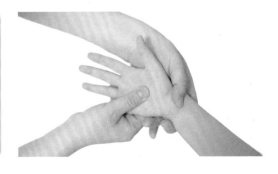

2.

推涌泉穴200下

用拇指向足趾方向推。

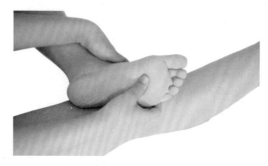

3.

揉肾俞100下

肾俞在第2腰椎棘突下，旁开1.5寸，用双手拇指指腹揉。

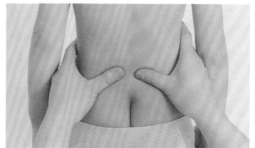

痰多型的按摩手法

在基本按摩手法的基础上加推以下手法：

1.

补脾经300下

在拇指螺纹面，用拇指指腹顺时针方向旋转推动。

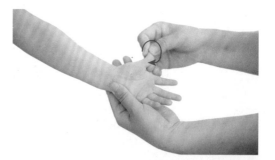

2. 掐揉四横纹300下

在掌面四指掌指关节横纹处，用拇指指腹从食指依次掐揉至小指横纹。

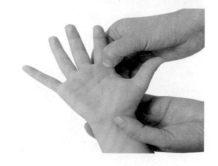

3.

运内八卦200下
用拇指或食指和中指指腹顺
时针推运。

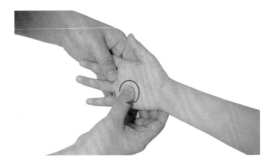

哮喘

哮喘是一年四季都有可能出现的疾病，尤其当寒冷季节气候急剧变化时发病更多，轻者打喷嚏流鼻涕，呼吸不畅，严重的会出现不能平躺、大汗淋漓、四肢发凉，甚至危及生命。一般情况下，对于先天性哮喘的孩子，一定要尽快发现尽快治疗，因为年龄越小，治愈的可能性越大。

病症分型	症状表现
热喘型	喉咙中有呜呜声，咳痰黄稠，小便发黄，便秘，发热面红，舌红苔黄，喜欢喝冷饮
寒喘型	咳痰稀白，面色苍白，小便颜色清，怕冷，喜欢喝热饮等
虚喘型	咳痰无力、气短声低、口唇发紫，易反复发作，活动后症状更加严重

〖 **小儿哮喘的基本按摩手法** 〗

1.

揉天突1分钟
用中指指端按揉。

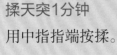

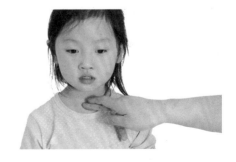

2.

按揉膻中1分钟

膻中位于两乳头连线中点，用拇指或中指螺纹面按揉。

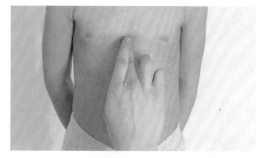

3.

揉脐100下

用指腹或掌根揉肚脐。

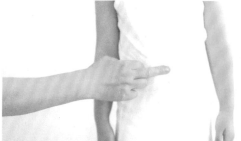

4.

分推腹阴阳50下

用双手拇指自中脘至脐，向两旁分推。

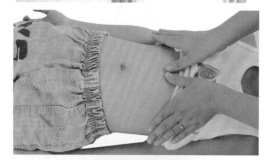

5.

揉大椎20~30下

用拇指指端按揉。

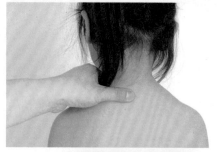

6.

揉肺俞1分钟

第3胸椎棘突下，脊柱正中旁开1.5寸，双手拇指按摩。

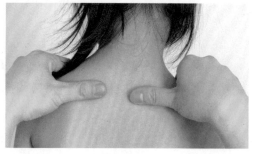

热喘型的按摩手法

在基本按摩手法的基础上加推以下手法：

1.

清大肠经100下

大肠经在食指桡侧，用拇指指腹从虎口推至指尖。

2.

退六腑300下

前臂内侧，用食指、中指指面自肘横纹推向腕横纹。

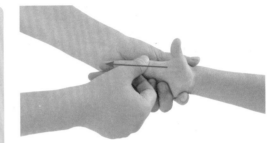

3. 推擦胸部3分钟

以任脉为中线，自天突穴起从上而下渐渐向两侧分推至整个胸部2分钟，然后擦胸部1分钟。

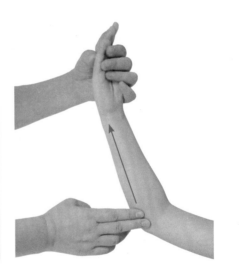

寒喘型的按摩手法

在基本按摩手法的基础上加推以下手法：

1.

拿风池100下
用拇指、食指或拇指、中指
相对用力拿风池。

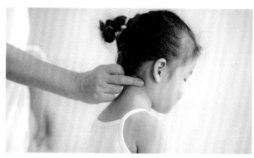

2.

推三关300下
前臂桡侧，用食指、中指指
面从腕横纹推向肘横纹。

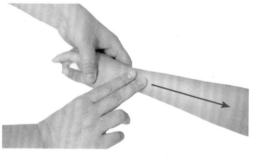

虚喘型的按摩手法

在基本按摩手法的基础上加推以下手法：

1.

补脾经200下
拇指螺纹面，用拇指指腹顺
时针方向旋转推动。

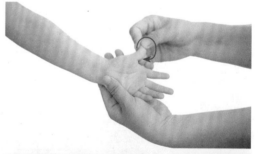

2.

按揉关元1分钟
关元穴在脐下3寸处，用中
指指端按揉。

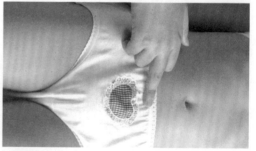

3.

揉肾俞100下

肾俞在第2腰椎棘突下，旁开1.5寸处，用双手拇指指腹揉。

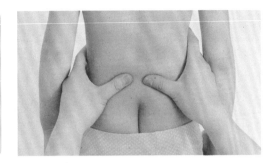

4.

揉脾俞100下

脾俞在第11胸椎棘突下，旁开1.5寸处，用双手拇指指端揉。

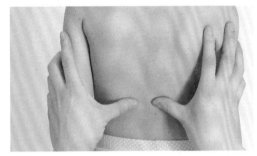

5.

按揉三阴交100下

内踝尖上3寸，胫骨内侧缘后际处，用拇指、食指或中指指端揉。

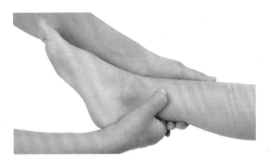

肺炎

　　肺炎指由不同病原体或其他因素导致的肺部炎症，肺炎可由细菌、病毒、真菌、寄生虫等致病微生物，以及放射线、吸入性异物等理化因素引起。幼儿肺炎症状常不明显，可能有轻微咳嗽或完全没有咳嗽，应注意及时治疗。

病症分型	症状表现
痰热型	咳嗽痰黄且黏，高热面红，呼吸气粗，舌红苔黄腻
风热侵犯型	痰黏，色白量少，发热怕冷，胸肋隐隐作痛，舌苔薄黄

小儿肺炎的基本按摩手法

1.

清肺经300下
肺经在无名指指面，由指根向指尖方向推。

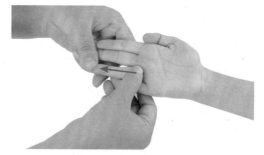

2.

清肝经300下
肝经在食指指面，用拇指指腹由指根推至指尖。

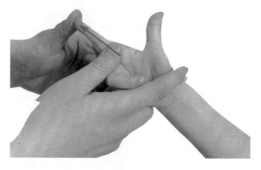

3.

退六腑300下
前臂内侧，用食指、中指指面自肘横纹推向腕横纹。

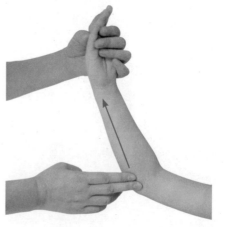

4.

推三关300下

前臂桡侧，用食指、中指指面从腕横纹推向肘横纹。

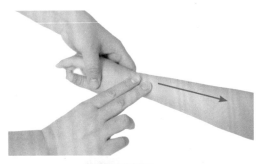

5.

揉天突1分钟

用中指指腹点揉。

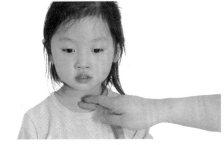

6.

揉膻中1分钟

用中指指腹用力按揉。

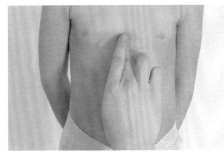

7.

揉大椎1分钟

用拇指指端按揉。

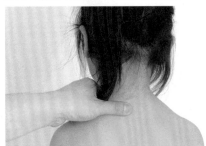

8.

揉肺俞1分钟

用双手拇指指端按揉。

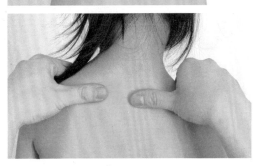

痰热型的按摩手法

在基本按摩手法的基础上加推以下手法：

1.

清心经100下
心经在中指指面，用拇指指
腹由指根推至指尖。

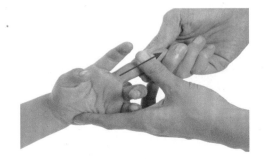

2.

退六腑300下
前臂内侧，用食指、中指指
面自肘横纹推向腕横纹。

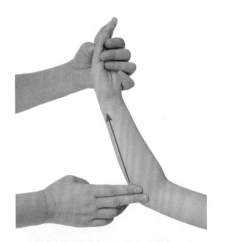

3. 挤捏两位置

如果孩子高热不退，应挤
捏孩子大椎至第1腰椎及两
侧，以及天突至剑突的连线
（胸骨中间竖线），至皮下
轻度淤血为止。

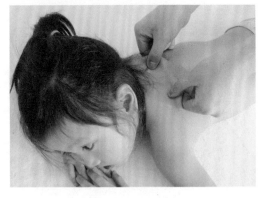

风热侵犯型的按摩手法

在基本按摩手法的基础上加推以下手法：

1.

揉太阳1分钟

用中指或拇指端向耳方向揉。

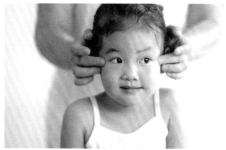

2.

揉风池1分钟

用双手拇指指端按揉。

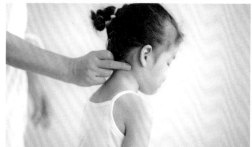

3.

推三关300下

前臂桡侧，用食指、中指指面从腕横纹推向肘横纹。

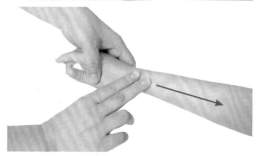

4.

提拿肩井10下

用双手拇指与食指、中指对称用力提拿肩井穴部位肌肉。

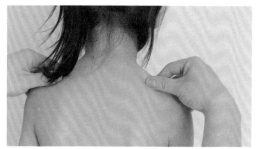

🖐 流口水

一般情况下，1周岁以下的孩子因唾液腺分泌旺盛，且口腔较浅而不能调节口腔内的唾液，流口水属于正常现象。但超过1岁的孩子还经常流口水就应认为是一种疾病，会导致孩子心阴虚。所以平时要注意观察孩子是否经常流口水，如果经常流口水，就需要通过按摩来消除这种不利于孩子健康的症状。

病症分型	症状表现
脾胃气虚型	面色发黄，身体乏力，食欲缺乏
脾胃虚寒型	口水清稀，脸色苍白，大便稀薄，小便清长，手脚冰凉
心脾郁热型	口水黏稠且发热，口臭，大便干结，小便短黄，心烦不安，舌红苔黄
脾胃积热型	口水热并且黏稠，口角糜烂，口臭易渴

小儿流口水的基本按摩手法

1.

补脾经100下
拇指螺纹面，用拇指指腹顺时针旋转推动。

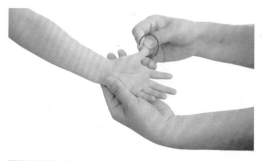

2.

清脾经100下
拇指桡侧，用拇指指腹从指根推向指尖。

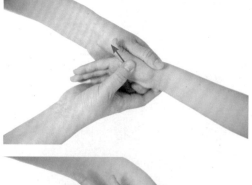

3.

揉板门300下
板门在手掌大鱼际处，用拇指指端顺时针按揉。

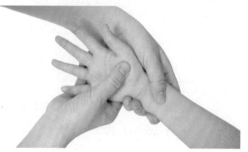

4.

摩腹5分钟

用掌心顺时针按摩腹部。

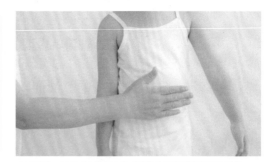

5.

揉脾俞1分钟

脾俞在第11胸椎棘突下，旁开1.5寸，用双手拇指指端揉。

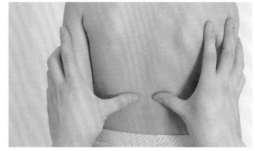

6.

揉胃俞1分钟

胃俞在第12胸椎棘突下，旁开1.5寸，用双手拇指指端揉。

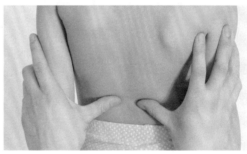

7.

揉足三里1分钟

外膝眼下3寸，胫骨旁开1横指处，用拇指指端按揉。

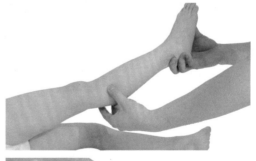

8.

揉三阴交1分钟

内踝尖上3寸，胫骨内侧缘后际处，用拇指、食指或中指指端揉。

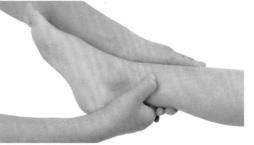

脾胃气虚型的按摩手法

在基本按摩手法的基础上加推以下手法：

1.

补脾经300下

拇指螺纹面，用拇指指腹顺时针方向旋转推动。

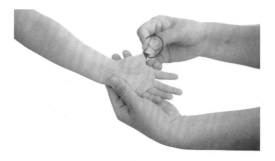

2.

补肺经300下

无名指螺纹面，用拇指指腹顺时针方向旋转推动。

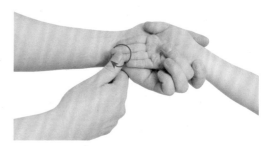

3. 掐揉四横纹各5下

在掌面四指掌指关节横纹处，用拇指指腹从食指依次掐揉至小指横纹。

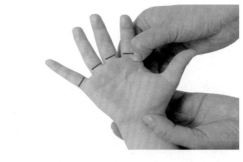

4.

推三关300下

前臂桡侧，用食指、中指指面从腕横纹推向肘横纹。

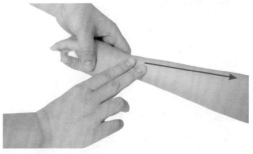

脾胃虚寒型的按摩手法

在基本按摩手法的基础上加推以下手法：

1.

补肾经100下
肾经在小指螺纹面，用拇指指腹顺时针方向旋转推动。

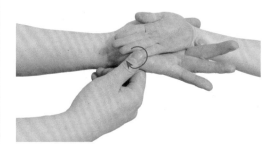

2.

补肺经300下
肺经在无名指螺纹面，用拇指指腹顺时针方向旋转推动。

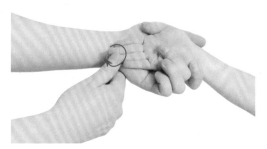

3. 掐揉四横纹5下
在掌面四指掌指关节横纹处，用拇指指端从食指依次掐揉至小指横纹。

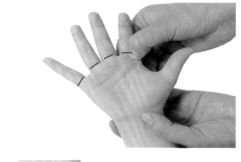

4.

推三关100下
前臂桡侧，用食指、中指指面从腕横纹推向肘横纹。

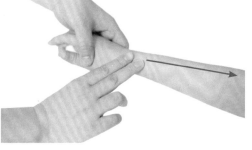

心脾郁热型的按摩手法

在基本按摩手法的基础上加推以下手法：

1.

清小肠经300下

小肠经在小指尺侧缘，用拇指螺纹面自指根推至指尖。

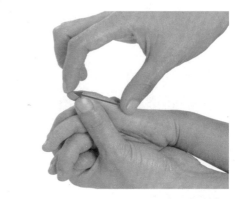

2.

清心经200下

心经在中指指面，用拇指指腹由指根推至指尖。

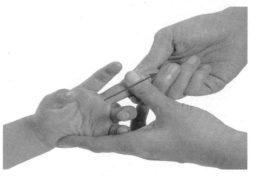

3.

退六腑300下

前臂内侧，用食指、中指指面自肘横纹推向腕横纹。

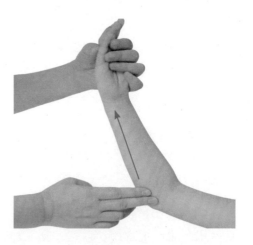

脾胃积热型的按摩手法

在基本按摩手法的基础上加推以下手法：

1.

清胃经200下
胃经在拇指近节（第一节）
掌面，自掌根推至拇指根部。

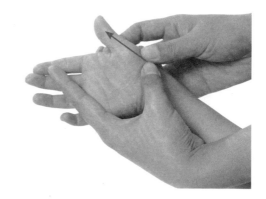

2.

退六腑300下
前臂内侧，用食指、中指指
面自肘横纹推向腕横纹。

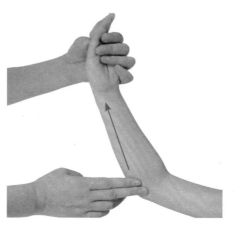

3.

清天河水100下
前臂正中，用食指、中指指面
从腕横纹推向肘横纹。

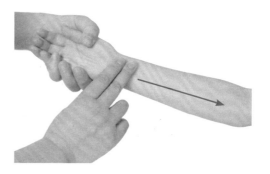

4.

揉涌泉100下

用拇指指腹着力按揉。

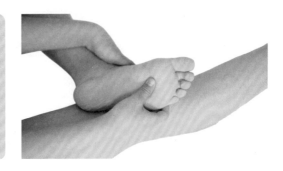

呕吐

呕吐在婴幼儿时期较为常见，可见于多种病症。如急性胃炎、贲门痉挛、幽门痉挛、梗阻等。中医学认为，凡外感邪气（如受凉）、内伤乳食、突然受到惊吓以及其他脏腑疾病影响到胃的正常功能，导致胃失和降、胃气上逆，都会引起呕吐。

病症分型	症状表现
气寒型	呕吐物为清稀的黏液、无臭味，面色苍白，精神不振，手脚冰凉
气热型	呕吐物为黄水、气味酸臭，烦躁不安，身热口渴，便秘或大便稀薄
食滞型	口臭，呕吐物为未消化的食物残渣，大便量多，腹部胀满，舌苔厚腻等
感冒型	伴有感冒的一些症状，比如咳嗽流涕、发热等
虚火型	手足心热，大便干，小便黄，两颧骨发红，舌苔发干

小儿呕吐的基本按摩手法

1.

揉内关1分钟

用食指、中指指端按揉。

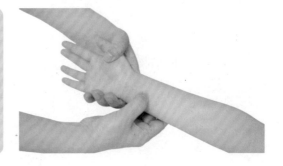

2.

揉膻中2分钟

用中指指端按揉。

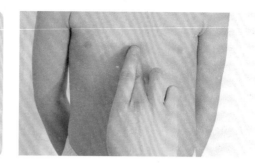

3.

摩腹1分钟

用掌面或中间三指指腹顺时针、逆时针摩腹各1分钟。

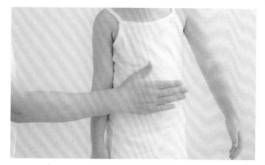

4.

揉足三里1分钟

外膝眼下3寸，胫骨旁开1横指处，用拇指指端按揉。

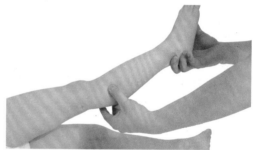

气寒型的按摩手法

在基本按摩手法的基础上加推以下手法：

1.

补脾经300下

拇指螺纹面，用拇指指腹顺时针方向旋转推动。

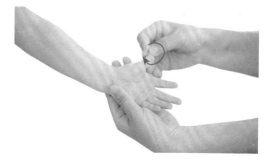

2.

揉板门200下

板门在手掌大鱼际处，用拇指指端顺时针按揉。

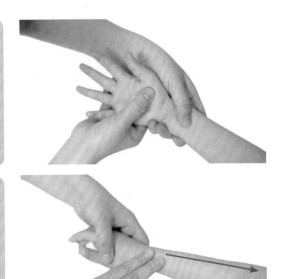

3.

推三关300下

前臂桡侧，用食指、中指指面从腕横纹推向肘横纹。

气热型的按摩手法

在基本按摩手法的基础上加推以下手法：

1.

清脾经200下

拇指桡侧，用拇指指腹从指根推向指尖。

2.

清大肠经200下

大肠经在食指桡侧，用拇指指腹从虎口推至指尖。

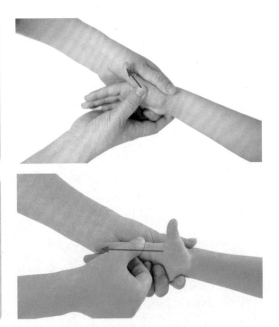

3.

退六腑300下

前臂内侧，用食指、中指指
面自肘横纹推向腕横纹。

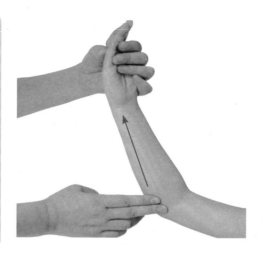

4. 推下七节骨100下

用拇指指腹或食指、中指
二指指腹从第4腰椎直推至
尾椎骨端。

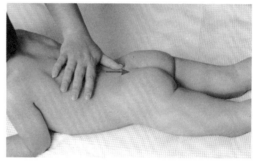

食滞型的按摩手法

在基本按摩手法的基础上加推以下手法：

1.

清脾经200下

拇指桡侧，用拇指指腹从指
根推向指尖。

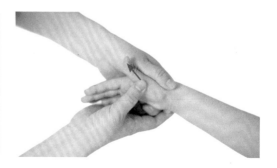

2.

清大肠经200下

大肠经在食指桡侧，用拇指指腹从虎口推至指尖。

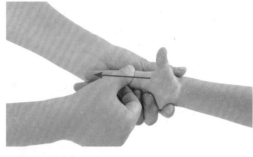

3.

揉板门300下

板门在手掌大鱼际处，用拇指指端顺时针按揉。

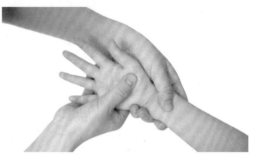

感冒型的按摩手法

在基本按摩手法的基础上加推以下手法：

1.

推揉太阳1分钟

中指或拇指指腹向耳方向揉。

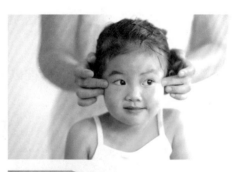

2.

清肺经200下

肺经在无名指指面，由指根向指尖方向推。

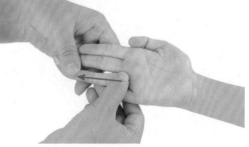

3. 揉曲池1分钟

曲池在肘部，尺泽与肱骨外上髁连线的中点处，用拇指指端按揉。

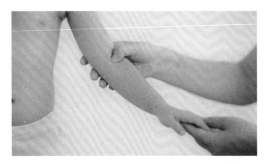

4.

揉合谷1分钟

合谷在虎口上，第一、二掌骨间凹陷处，以拇指指腹揉。

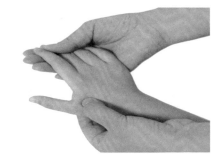

虚火型的按摩手法

在基本按摩手法的基础上加推以下手法：

1.

清肝经200下

肝经在食指指面，用拇指指腹由指根推至指尖。

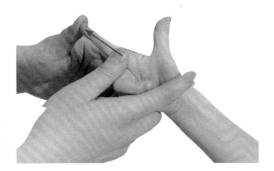

2.

补肾经300下

肾经在小指螺纹面，用拇指指腹顺时针方向旋转推动。

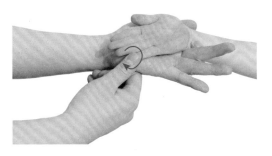

3.

清天河水200下

前臂正中，用食指、中指指面从腕横纹推向肘横纹。

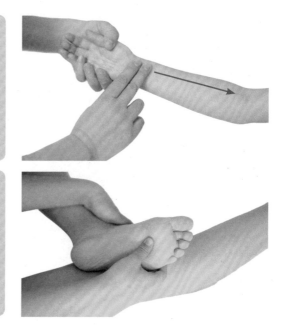

4.

推涌泉300下

用拇指指腹向足趾方向直推。

呃逆

呃逆，俗称打嗝，婴幼儿在进食过程中食用过冷或过热食物，或过度紧张兴奋，或突然受凉，或吸入冷空气都会发生呃逆，这几类呃逆，可自愈，不用特殊治疗。如果孩子平时只是偶尔打嗝，而且大多比较轻微的话，父母们则无须过于在意；如果孩子持续不断地打嗝或者反复发作，则应多加注意，这很可能是孩子患有其他病症的征兆。

病症分型	症状表现
胃热型	口臭烦渴，大便秘结，小便短赤，舌红苔黄，打嗝声洪亮
胃寒型	喝冷饮加重打嗝，喝热饮减轻打嗝
食滞型	打嗝并伴有厌食，腹部胀满，舌苔厚腻
气郁型	心情不愉快就容易打嗝，心情好则有所缓解

小儿呃逆的基本按摩手法

1.

开天门5～8分钟
双手中指或拇指由轻到重按压推动。

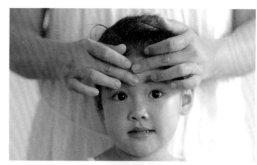

2.

揉天突1分钟
用食指和中指按揉。

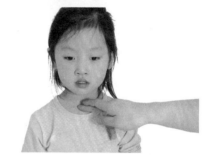

3.

揉膻中1分钟
用拇指或中指指端按揉。

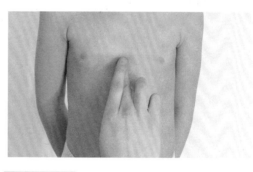

4.

揉内关1分钟
用食指、中指指腹按揉。

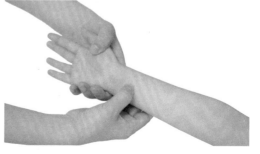

5.

按揉3处穴位

用双手拇指稍用力按揉膈俞、胃俞、大肠俞各1分钟。

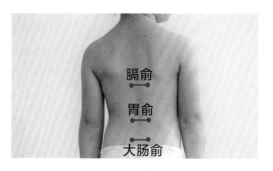

膈俞

胃俞

大肠俞

胃热型的按摩手法

在基本按摩手法的基础上加推以下手法：

1.

清胃经300下

胃经在拇指近节（第一节）掌面，自掌根推至拇指根部。

2.

退六腑300下

前臂内侧，用食指、中指指面自肘横纹推向腕横纹。

3.

揉足三里2分钟

外膝眼下3寸，胫骨旁开1横指处，用拇指指端按揉。

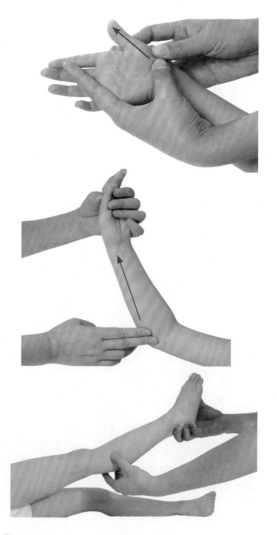

胃寒型的按摩手法

在基本按摩手法的基础上加推以下手法：

1.

推三关300下
前臂桡侧，用食指、中指指
面从腕横纹推向肘横纹。

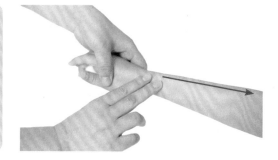

2.

揉气海1分钟
气海在脐下1.5寸，用拇指或
中指指腹按揉。

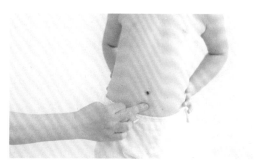

食滞型的按摩手法

在基本按摩手法的基础上加推以下手法：

1.

补脾经200下
拇指螺纹面，用拇指指腹顺
时针方向旋转推动。

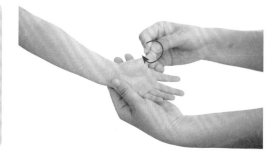

2.

清大肠经200下

大肠经在食指桡侧，用拇指指腹从虎口推至指尖。

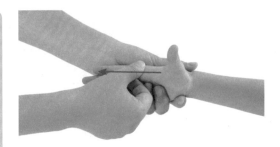

3.

揉板门50下

板门在手掌大鱼际处，用拇指指端顺时针按揉。

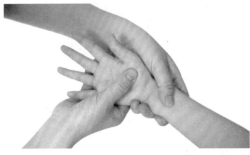

4.

揉足三里1分钟

外膝眼下3寸，胫骨旁开1横指处，用拇指指端按揉。

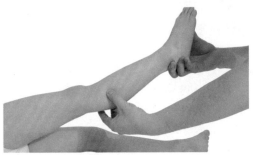

气郁型的按摩手法

在基本按摩手法的基础上加推以下手法：

1.

揉膻中100下

用拇指或中指指腹按揉。

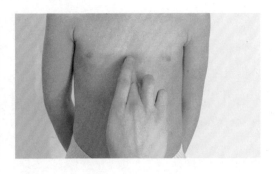

2.

揉足三里1分钟

外膝眼下3寸，胫骨旁开1横指处，用拇指指端按揉。

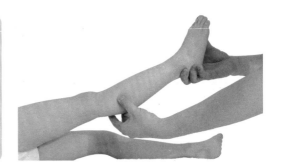

腹胀

很多孩子经常感到腹部胀痛，如果孩子不想吃东西，甚至想呕吐，父母们则要观察孩子的肚子是不是比平时胀大，如果是的话，就需要用针对孩子腹胀的按摩手法来解决问题。

病症分型	症状表现
痰阻型	咳嗽吐痰，身体乏力，痰黏
食积型	呕吐，大便不通，腹痛，舌苔厚腻
脾虚型	手脚冰凉，怕冷喜暖，食欲缺乏

小儿腹胀的基本按摩手法

1.

运内八卦100下

用食指、中指指腹顺时针推运。

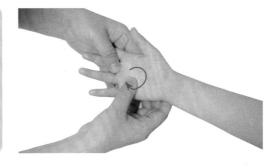

2.

揉板门200下

板门在手掌大鱼际处，用拇指指端顺时针按揉。

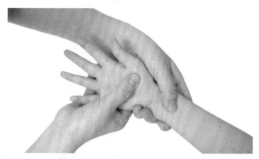

3.

揉膻中1分钟

用中指指腹按揉。

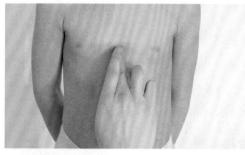

4. 分推腹阴阳30下

用双手拇指自剑突下沿肋弓边缘或自中脘至脐，向两旁分推。

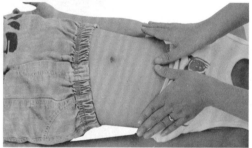

5.

摩腹1分钟

用掌面或中间三指指腹顺时针、逆时针摩腹各1分钟。

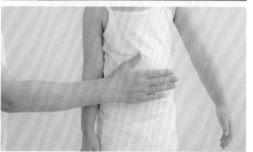

6.

揉足三里2分钟

外膝眼下3寸，胫骨旁开1横指处，用拇指指端按揉。

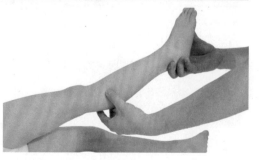

痰阻型的按摩手法

在基本按摩手法的基础上加推以下手法：

1.

退六腑300下

前臂内侧，用食指、中指指面自肘横纹推向腕横纹。

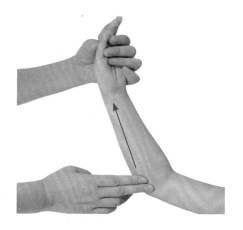

2.

揉脾俞1分钟

脾俞在第11胸椎棘突下，旁开1.5寸，用双手拇指指端揉。

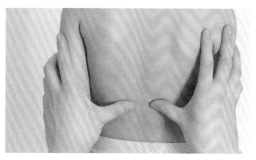

食积型的按摩手法

在基本按摩手法的基础上加推以下手法：

1.

清大肠经200下

大肠经在食指桡侧，用拇指指腹从虎口推至指尖。

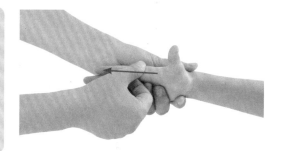

2.

揉天枢2分钟
用双手拇指指腹按揉。

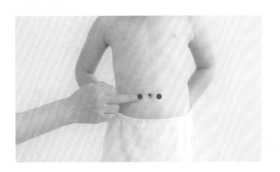

脾虚型的按摩手法

在基本按摩手法的基础上加推以下手法：

1.

补脾经300下
拇指螺纹面，用拇指指腹顺
时针方向旋转推动。

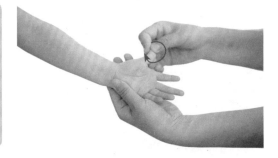

2.

补大肠经100下
用拇指指腹从指尖直线推向
虎口。

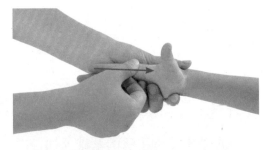

3.

按揉脾俞1分钟
脾俞在第11胸椎棘突下，
旁开1.5寸，用双手拇指指
端揉。

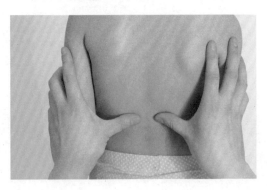

4.

按揉胃俞1分钟

胃俞在第12胸椎棘突下，旁开1.5寸，用双手拇指指端揉。

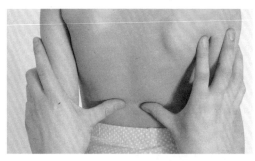

5. **捏脊3~5遍**

两手交替，沿脊柱两侧自长强穴向上边推边捏边放，一直推到大椎穴。每捏3下，向上提1下。

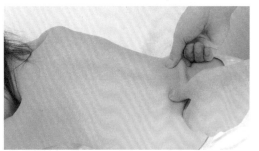

夜啼

　　小儿夜啼的表现是每到夜间即高声啼哭，呈间歇性发作，甚至通宵达旦啼哭不止，白天却非常安静。此症多见于半岁以下婴儿，孩子一般身体情况良好，与季节无明显关系。如果孩子总在夜晚啼哭，千万不要以为是正常现象而盲目喂食或者只是单纯哄哄孩子。因为长久性的夜间啼哭可能是某些疾病的表现，应及时就医并针对孩子不同的啼哭特点，经常给孩子做按摩以缓解这种情况。

病症分型	症状表现
心火旺型	哭声响亮，烦躁不安，面红耳赤，怕见灯光，大便干燥，尿黄
惊恐型	啼哭声音比较惨，心神不安，面色发青，时睡时醒
脾虚型	啼哭声音较弱，面色青白，手脚冰凉，舌唇淡白
食积型	伴有厌食吐奶，腹胀，大便酸臭，舌苔厚腻

小儿夜啼基本按摩手法

1.

补脾经200下

拇指螺纹面，用拇指指腹顺时针方向旋转推动。

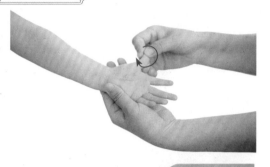

2.

清心经200下

心经在中指指面，用拇指指腹由指根推至指尖。

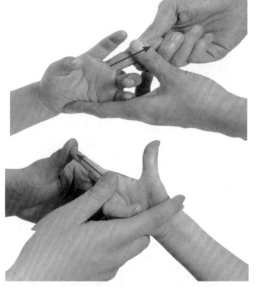

3.

清肝经200下

肝经在食指指面，用拇指指腹由指根推至指尖。

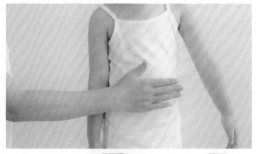

4.

摩腹3分钟

用掌面或三指指腹顺时针按摩腹部。

5.

揉脐3分钟

用掌面或食指、中指指腹顺时针按摩脐部。

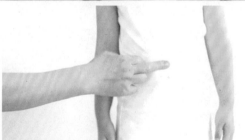

6.

揉足三里1分钟

外膝眼下3寸，胫骨旁开1横指处，用拇指指端按揉。

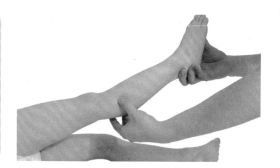

心火旺型的按摩手法

在基本按摩手法的基础上加推以下手法：

1.

清小肠经300下

小肠经在小指尺侧缘，用拇指螺纹面自指根推至指尖。

2.

清天河水200下

前臂正中，用食指、中指指面从腕横纹推向肘横纹。

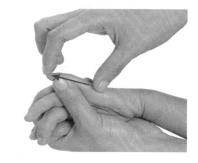

3.

退六腑300下

前臂内侧，用食指、中指指面自肘横纹推向腕横纹。

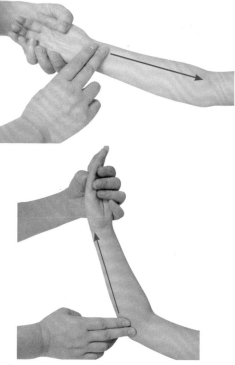

惊恐型的按摩手法

在基本按摩手法的基础上加推以下手法：

1. 揉神门1分钟

神门在腕掌侧远端横纹尺侧端，尺侧腕屈肌腱的桡侧缘，用拇指指端按。

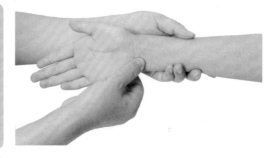

2.

补肝经100下

肝经在食指螺纹面，用拇指指腹顺时针旋转推动。

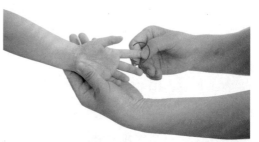

3. 揉百会1分钟

百会在头顶正中线与两耳尖连线的交会处，用掌心轻轻按揉。

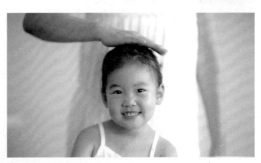

脾虚型的按摩手法

在基本按摩手法的基础上加推以下手法：

1.

揉板门300下

板门在手掌大鱼际处，用拇指指端顺时针按揉。

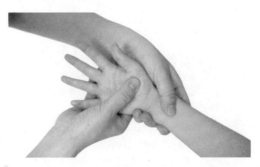

2.  掐揉四横纹2分钟

在掌面四指掌指关节横纹处，用拇指指端从食指依次掐揉至小指横纹。

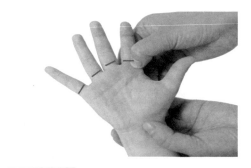

3.

推三关300下
前臂桡侧，用食指、中指指面从腕横纹推向肘横纹。

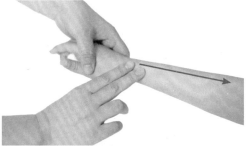

4.

揉中脘3分钟
前正中线上，脐上4寸处，用掌根揉。

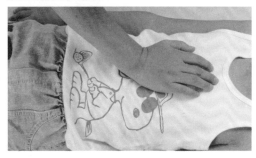

食积型的按摩手法

在基本按摩手法的基础上加推以下手法：

1.

清大肠经300下
大肠经在食指桡侧，用拇指指腹从虎口推至指尖。

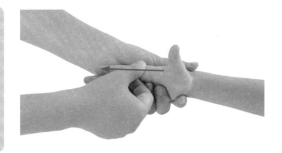

2.

揉板门100下

板门在手掌大鱼际处，用拇指指端顺时针按揉。

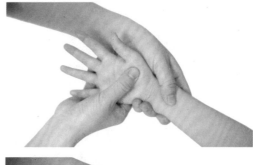

3.

运内八卦100下

用食指和中指指腹顺时针推运。

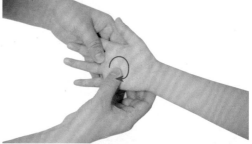

4.

揉中脘3分钟

前正中线上，脐上4寸处，用掌根揉。

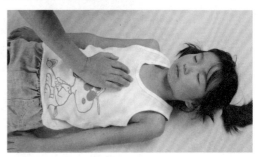

积滞

积滞是指小儿伤于乳食，积滞停留体内不消化形成的一种脾胃病症，也是消化不良的一种表现。一年四季均可发病，夏秋季节发病率略高，任何年龄段儿童都可患此病，但以婴幼儿为多见。积滞在临床上主要表现为不思乳食，食而不化，呕吐腐酸乳食，大便不调，腹部胀满，形体瘦弱等。

病症分型	症状表现
五心烦热型	烦躁不安，眼睛发红，爱流眼泪，手脚潮热，睡着后出汗
咳嗽痰喘型	不思乳食，食而不化，伴咳嗽痰喘
便秘型	脘腹胀满，烦闹啼哭，小便发黄或如米泔，粪便气味臭秽

小儿积滞的基本按摩手法

1.

补脾经100下
拇指螺纹面，用拇指指腹顺时针方向旋转推动。

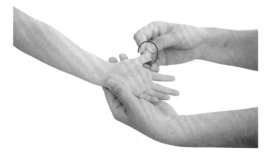

2.

运内八卦50下
用食指、中指指腹顺时针推运。

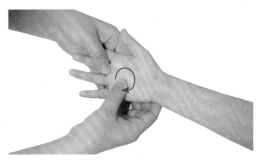

3.

摩腹5分钟
用掌面或中间三指指腹顺时针按摩腹部。

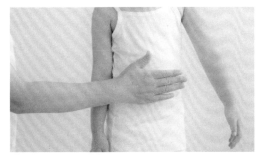

4. 捏脊5遍

两手交替，沿脊柱两侧自长强穴向上边推边捏边放，一直推到大椎穴。每捏3下，向上提1下。

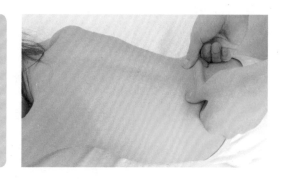

五心烦热型的按摩手法

在基本按摩手法的基础上加推以下手法：

1.

清肝经500下

肝经在食指指面，用拇指指腹由指根推至指尖。

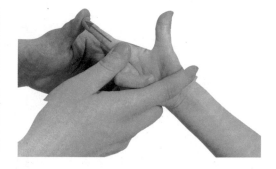

2.

补肾经300下

肾经在小指螺纹面，用拇指指腹顺时针方向旋转推动。

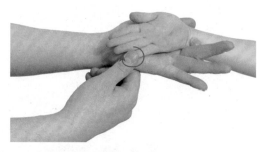

3.

运内劳宫100下

用拇指或中指指端揉。

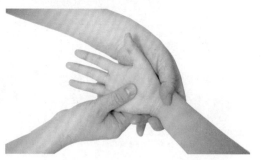

4.

推三关100下

前臂桡侧，用食指、中指指面从腕横纹推向肘横纹。

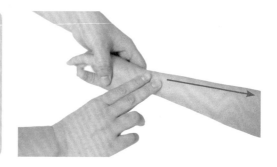

咳嗽痰喘型的按摩手法

在基本按摩手法的基础上加推以下手法：

1.

清肺经300下

肺经在无名指指面，由指根向指尖方向推。

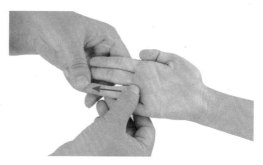

2.

揉膻中1分钟

用中指指腹按揉。

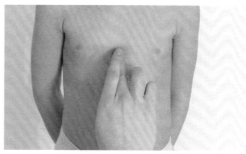

3.

揉肺俞2分钟

用两手拇指或食指、中指指端揉。

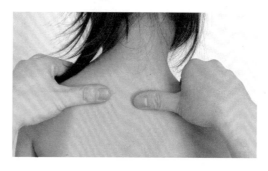

4.

揉足三里1分钟

外膝眼下3寸，胫骨旁开1横
指处，用拇指指端按揉。

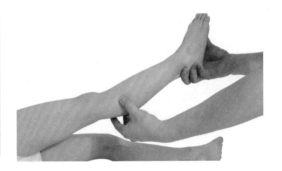

便秘型的按摩手法

在基本按摩手法的基础上加推以下手法：

1.

清大肠经200下

大肠经在食指桡侧，用拇指
指腹从虎口推至指尖。

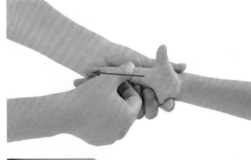

2.

揉板门100下

板门在手掌大鱼际处，用拇
指指端顺时针按揉。

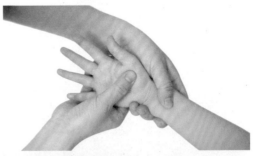

3. 推下七节骨200下

用拇指指腹或食指、中指
二指指腹从第4腰椎直推至
尾椎骨端。

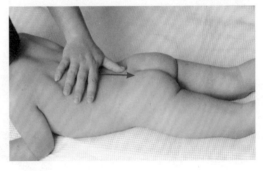

腹泻

孩子的脾胃比成年人脆弱得多，一旦吃了太多油腻或者生冷的食物，就会伤到脾胃，很容易导致腹泻。一般情况下，孩子在脾胃不适的时候表现为腹部胀痛、恶心呕吐、发热、食欲缺乏、消瘦等。但孩子腹泻也有很多类型，父母可以仔细观察孩子的具体情况来分辨其究竟属于哪一种腹泻，然后采用不同的按摩手法，进行有针对性的止泻疗法。

病症分型	症状表现
湿热泻型	感到腹痛则立即要腹泻，身热，肛门灼热，口渴，尿少色黄，舌苔黄腻等
寒湿泻型	大便清稀多沫、色淡不臭，小便色清，伴有肠鸣腹痛，面色淡白，舌苔白腻
脾虚泻型	面色苍白，食欲缺乏，大便稀并且带有食物残渣等
伤食泻型	脘腹胀满，烦闹啼哭，小便色黄或如米泔，粪便气味臭秽

小儿腹泻的按摩手法

1.

摩腹5分钟
用食指、中指和无名指并拢顺时针按摩腹部。

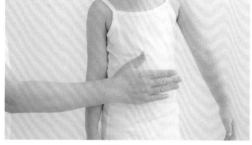

2.

揉脐300下
用中指指腹逆时针按揉肚脐。

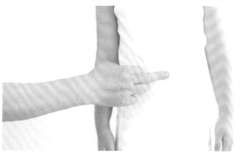

3.

揉龟尾300下
用拇指指端按揉龟尾。

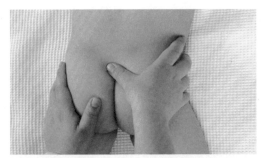

4.

推上七节骨300下
用拇指桡侧缘自长穴强推至
第4腰椎。

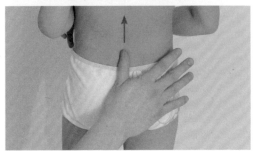

湿热泻型的按摩手法

在基本按摩手法的基础上加推以下手法：

1.

清胃经200下
胃经在拇指近节（第一节）
掌面，掌根推至拇指根部。

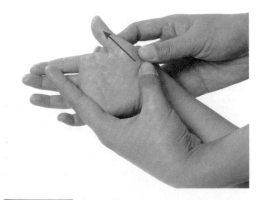

2.

清脾经200下
拇指桡侧，用拇指指腹从
指根推向指尖。

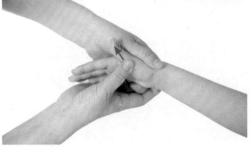

3.

清大肠经200下

大肠经在食指桡侧，用拇指
指腹从虎口推至指尖。

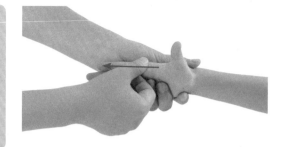

4.

推三关300下

前臂桡侧，用食指、中指指
面从腕横纹推向肘横纹。

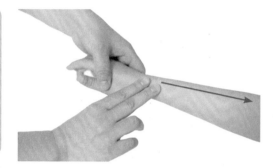

5.

退六腑300下

前臂内侧，用食指、中指指
面自肘横纹推向腕横纹。

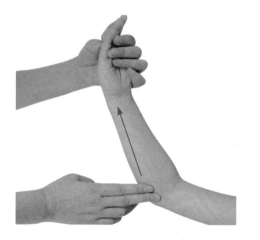

6.

揉天枢2分钟

平脐，在前正中线上旁开2寸
处，拇指或中指按揉。

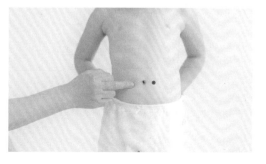

寒湿泻型的按摩手法

在基本按摩手法的基础上加推以下手法：

1.
补脾经200下
拇指螺纹面，用拇指指腹顺时针方向旋转推动。

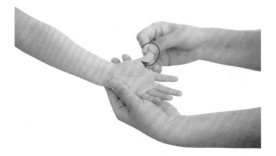

2.
补大肠经200下
用拇指指腹从指尖直线推向虎口。

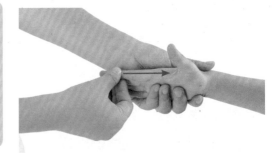

3.
揉外劳宫3分钟
用拇指指端揉。

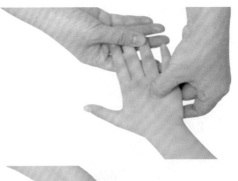

4.
推三关300下
前臂桡侧，用食指、中指指面从腕横纹推向肘横纹。

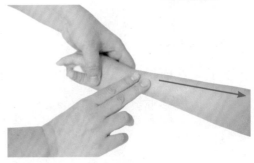

5.

揉脐3分钟

用中指指腹顺时针揉肚脐。

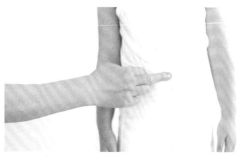

6.

揉足三里3分钟

外膝眼下3寸，胫骨旁开1横
指处，用拇指指端按揉。

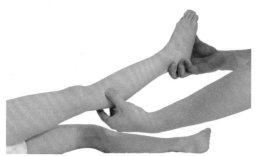

脾虚泻型的按摩手法

在基本按摩手法的基础上加推以下手法：

1.

补脾经300下

拇指螺纹面，用拇指指腹顺
时针方向旋转推动。

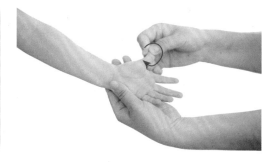

2.

补大肠经300下

用拇指指腹从指尖直线推向
虎口。

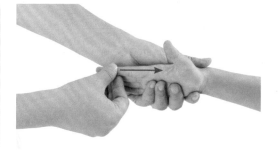

3.

揉板门300下

板门在手掌大鱼际处，用拇指指端顺时针按揉。

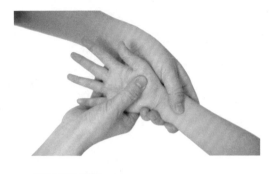

4.

推三关300下

前臂桡侧，用食指、中指指面从腕横纹推向肘横纹。

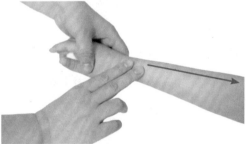

5.

揉脐2分钟

用中指指腹或中间三指指腹顺时针揉肚脐。

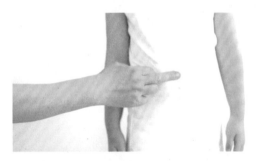

6.

揉肾俞2分钟

肾俞在第2腰椎棘突下，旁开1.5寸，用双手拇指指腹揉。

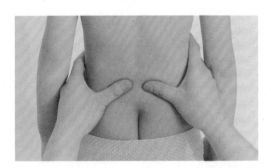

伤食泻型的按摩手法

在基本按摩手法的基础上加推以下手法：

1.
补脾经200下
拇指螺纹面，用拇指指腹顺时针方向旋转推动。

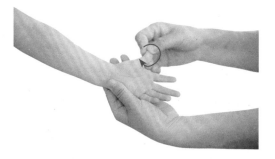

2.
清大肠经300下
大肠经在食指桡侧，用拇指指腹从虎口推至指尖。

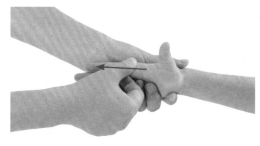

3.
揉板门200下
板门在手掌大鱼际处，用拇指指端顺时针按揉。

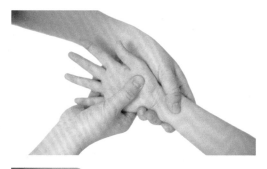

4.
运内八卦100下
用食指和中指指腹顺时针推运。

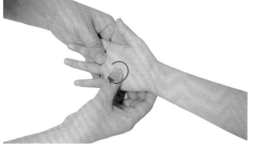

5.

摩腹3分钟

用掌面或中间三指顺时针按摩腹部。

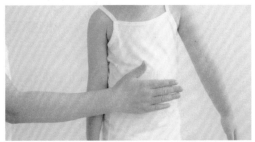

6.

揉足三里2分钟

外膝眼下3寸，胫骨旁开1横指处，用拇指指端按揉。

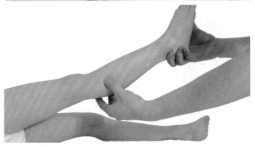

便秘

很多孩子都会经历不同程度的便秘，这大多与营养不均衡、饮食及作息时间不规律等因素有关。一旦大肠功能失常，粪便在肠道停留时间较长，水分被大肠吸收，粪便就会变得干燥，不易排泄，便秘的同时还会腹胀。父母们一旦发现孩子很久没有排便或者久便不畅，就应在注意孩子饮食及作息时间的基础上，给孩子做调理大肠功能的按摩了。

病症分型	症状表现
虚秘型	气血虚，排便无力，伴有神疲乏力，面色苍白，唇色暗淡
实秘型	大便干燥，口干口臭，面红身热，小便黄少，舌红苔黄

小儿便秘的基本按摩手法

1.

清大肠经300下

大肠经在食指桡侧，用拇指指腹从虎口推至指尖。

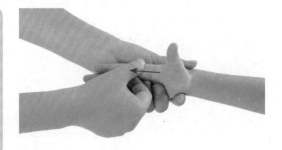

2.

摩腹5分钟

用掌面或中间三指指腹顺时针按摩腹部。

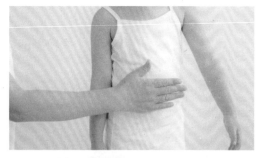

3. 推下七节骨500下

用拇指指腹或食指、中指二指指腹从第4腰椎直推至尾椎骨端。

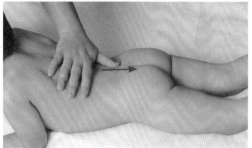

4.

按揉脾俞1分钟

脾俞在第11胸椎棘突下，旁开1.5寸，用双手拇指指端揉。

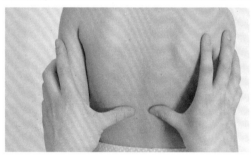

5. 按揉大肠俞1分钟

大肠俞在第4腰椎棘突下，旁开1.5寸，用双手拇指指端按揉。

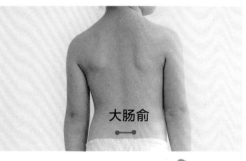

大肠俞

6

揉足三里1分钟

外膝眼下3寸，胫骨旁开1横指处，用拇指指端按揉。

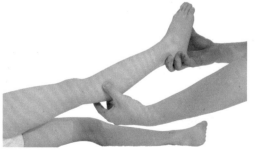

虚秘型的按摩手法

在基本按摩手法的基础上加推以下手法：

1.

补脾经300下

拇指螺纹面，用拇指指腹顺时针方向旋转推动。

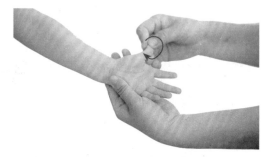

2.

补肾经300下

肾经在小指螺纹面，用拇指指腹顺时针方向旋转推动。

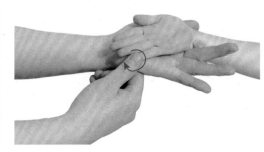

3.

揉足三里3分钟

外膝眼下3寸，胫骨旁开1横指处，用拇指指端按揉。

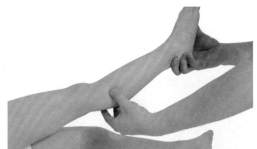

4. 捏脊5遍

两手交替，沿脊柱两侧自长强穴向上边推边捏边放，一直推到大椎穴。每捏3下，向上提1下。

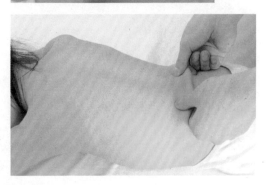

实秘型的按摩手法

在基本按摩手法的基础上加推以下手法：

1.

清大肠经300下
大肠经在食指桡侧，用拇指
指腹从虎口推至指尖。

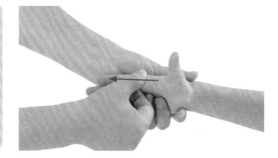

2.

退六腑300下
前臂内侧，用食指、中指指
面自肘横纹推向腕横纹。

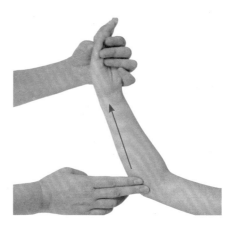

3.

推三关300下
手臂桡侧，用食指、中指指
面从腕横纹推向肘横纹。

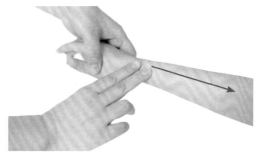

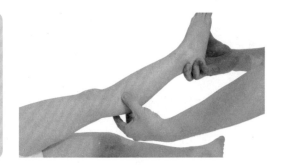

4.

揉足三里2分钟

外膝眼下3寸，胫骨旁开1横指处，用拇指指端按揉。

遗尿

一般情况下，孩子在5岁之前由于睡前喝水较多或者精神过度紧张偶尔尿床不是病态，但如果在5岁以上还经常在入睡后遗尿的话，就可能与先天性肾气不足有关，轻者一般隔几夜遗尿一次，严重的则每夜遗尿多次。长期遗尿的孩子很容易出现精神不振、智力减退、饮食无味等症状，所以一旦发现孩子遗尿，就要采取一些按摩手法来给孩子补肾气了。

病症分型	症状表现
肝脏湿热型	尿色黄，尿频而短涩，面色红赤，性情急躁
肾虚型	尿床，表情呆板，反应迟钝，肢体怕寒，腰腿软弱无力，尿色清量多
脾肺气虚型	精神疲倦，形体消瘦，大便清稀，食欲缺乏

❖ 小儿遗尿的基本按摩手法 ❖

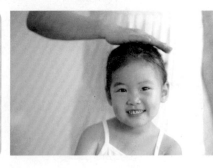

1. 揉百会3分钟

百会在头顶正中线与两耳尖连线的交会处，用掌心指腹轻揉。

2.

揉气海5分钟

气海在脐下1.5寸，用拇指
或中指指腹按揉。

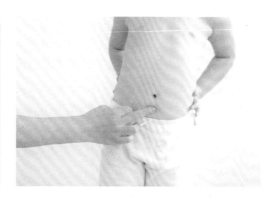

3.

揉关元5分钟

关元穴在脐下3寸处，用中
指指端按揉。

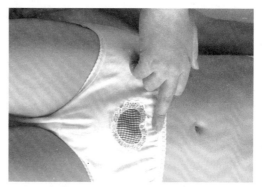

4.

推下七节骨300下

用拇指指腹自第4腰椎直推
至尾椎骨端。

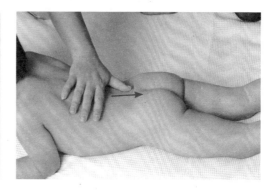

5.

揉三阴交1分钟

内踝尖上3寸，胫骨内侧缘
后际处，用拇指、食指或
中指端揉。

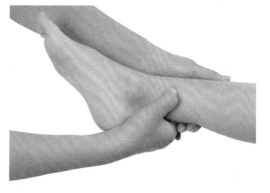

肝脏湿热型的按摩手法

在基本按摩手法的基础上加推以下手法：

1.

清肝经300下

肝经在食指指面，用拇指指腹由指根推至指尖。

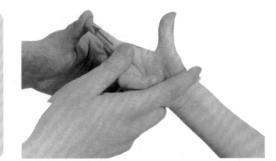

2.

清小肠经300下

小肠经在小指尺侧缘，用拇指螺纹面自指根推至指尖。

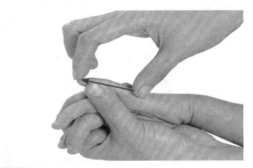

3.

清天河水100下

前臂正中，用食指、中指指面从腕横纹推向肘横纹。

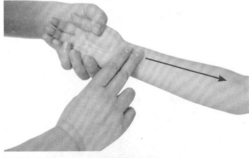

4.

揉3处穴位

双手拇指指腹稍用力揉心俞、肝俞、小肠俞各1分钟。

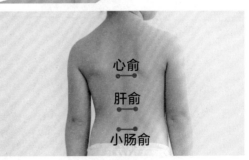

心俞

肝俞

小肠俞

肾虚型的按摩手法

在基本按摩手法的基础上加推以下手法：

1.

补肾经300下

肾经在小指螺纹面，用拇指指腹顺时针方向旋转推动。

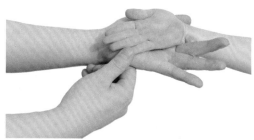

2.

揉肾俞1分钟

肾俞在第2腰椎棘突下，旁开1.5寸，双手拇指指腹揉。

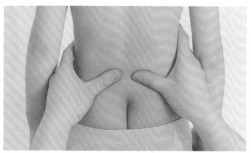

3.

揉命门1分钟

命门在第2腰椎棘突下，用拇指指端按揉。

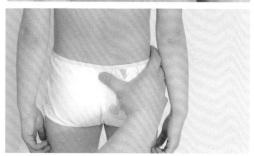

脾肺气虚型的按摩手法

在基本按摩手法的基础上加推以下手法：

1.

补脾经300下

拇指螺纹面，用拇指指腹顺时针方向旋转推动。

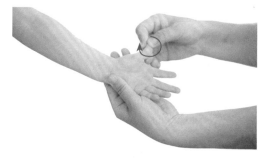

2.

补肺经100下

无名指螺纹面，用拇指指腹顺时针方向旋转推动。

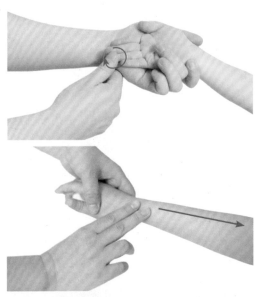

3.

推三关300下

前臂桡侧，用食指、中指指面从腕横纹推向肘横纹。

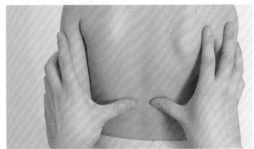

4.

按揉脾俞1分钟

脾俞在第11胸椎棘突下，旁开1.5寸，用双手拇指指端揉。

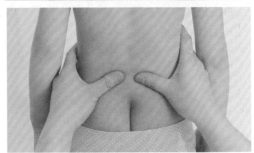

5.

按揉肾俞1分钟

肾俞在第2腰椎棘突下，旁开1.5寸，用双手拇指指腹揉。

小儿肥胖

　　小儿肥胖症是一种小儿体内脂肪异常堆积，体重超过正常标准的慢性营养代谢性疾病，是由于脂膏积于体内所致。小儿"脾常不足"，容易出现运化功能失调。加之饥饱不知自调，嗜食肥甘厚味之品，易致脾失健运，痰湿内生，引起肥胖。肥胖儿喜静少动，少动引起气滞，气的升降功能失常，水谷精微代谢失衡，导致形体发胖超乎常人。膏脂阻止气机，留滞脏腑，日久则化毒伤阴、伤津，严重影响小儿的健康。

病症分型	症状表现
脾虚湿阻型	形体肥胖均匀，面浮肢肿，皮肤松弛，头重，疲乏无力，喜静少动，尿少纳多，脘腹胀满，舌苔薄，指纹色淡
胃热湿阻型	上半身肥胖为主，头胀头昏，身热多汗，消谷善饥，口臭口苦，口渴喜饮，舌红，苔黄腻，脉滑数，指纹红而滞
脾肾两虚型	下半身肥胖为主，下肢肿胀，腿重无力，腰酸腿软，小腹坠胀，阴囊潮湿冷缩，舌淡胖嫩，苔薄，脉沉细无力，指纹色淡

小儿肥胖的基本按摩手法

1.

揉中脘100～300次
中脘在上腹部，前正中线上，脐上4寸，用掌根按揉。

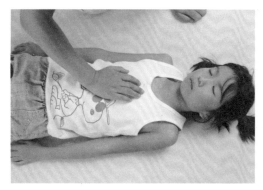

2.

按揉天枢100～200次
天枢在脐中旁开2寸，用食指和中指指端揉。

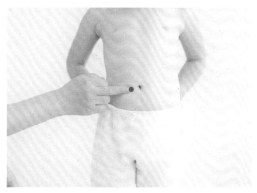

3. 拿肚角10~20次

用双手大拇指、食指、中指稍用力，同时提拿肚脐两侧两部位的肌肉组织，拿起时可加捻压动作，放下时动作应缓慢，反复操作。

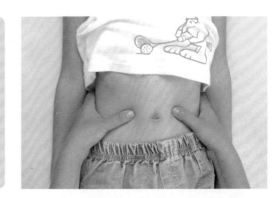

4.

揉脾俞100下

脾俞在第11胸椎棘突下，旁开1.5寸，用双手拇指指端揉。

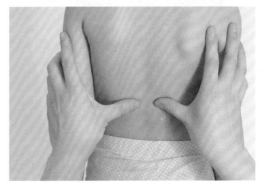

5.

揉胃俞100下

胃俞在第12胸椎棘突下，旁开1.5寸，用双手拇指指端揉。

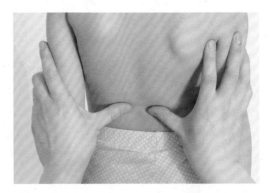

6.

按揉足三里100下

外膝眼下3寸，胫骨旁开1横指处，用拇指指端按揉。

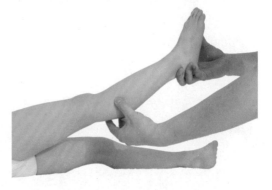

脾虚湿阻型的按摩手法

在基本按摩手法的基础上加推以下手法：

1.

补脾经300下

拇指螺纹面，用拇指指腹顺时针方向旋转推动。

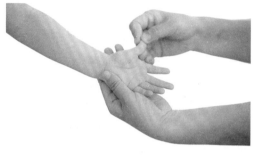

2.

揉板门200下

板门在手掌大鱼际处，用拇指指端顺时针按揉。

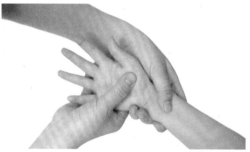

3.

运水入土300下

从小儿小指根部沿小鱼际经小天心推至拇指根部。

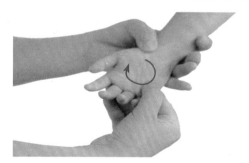

4. 掐揉四横纹各10下

位于掌面四指掌指关节横纹处，用拇指指端从食指依次掐揉至小指横纹。

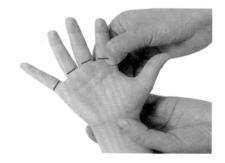

5. 揉中脘3分钟

在前正中线上，脐上4寸处，用掌根揉。

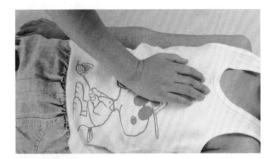

6. 揉三阴交1分钟

内踝尖上3寸，胫骨内侧缘后际处，用拇指、食指或中指端揉。

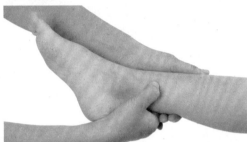

7. 捏脊3～5遍

两手交替，沿脊柱两侧自长强穴向上边推边捏边放，一直推到大椎穴。每捏3下，向上提1下。

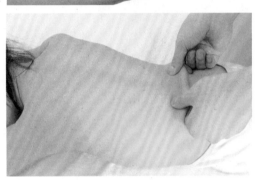

胃热湿阻型的按摩手法

在基本按摩手法的基础上加推以下手法：

1. 清脾经300下

拇指桡侧，用拇指指腹从指根推至指尖。

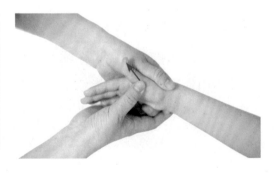

2.

清心经300下

心经在中指指面，用拇指指
腹从指根推至指尖。

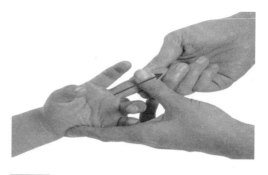

3.

清大肠经300下

大肠经在食指桡侧，用拇
指指腹从虎口推至指尖。

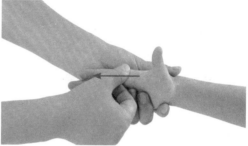

4. 掐揉四横纹各10下

在掌面四指掌指关节横纹
处，用拇指指端从食指依次
掐揉至小指横纹。

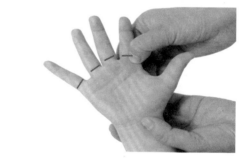

5.

退六腑300下

前臂内侧，用食指、中指指
面自肘横纹推向腕横纹。

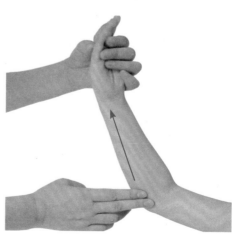

6.

揉中脘200下

在胸骨下端至脐之中点，用
中指指面按揉。

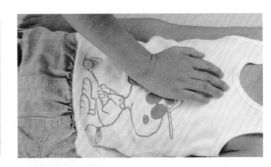

7. 推下七节骨300下

用拇指指腹或食指、中指
二指指腹从第4腰椎直推至
尾椎骨端。

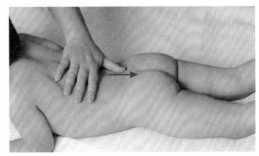

脾肾两虚型的按摩手法

在基本按摩手法的基础上加推以下手法：

1.

补脾经300下

脾经在拇指螺纹面，用拇指
指腹顺时针方向旋转推动。

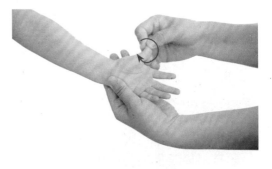

2.

补肾经300下

肾经在小指螺纹面，用拇指
指腹顺时针方向旋转推动。

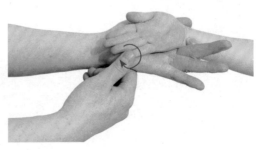

3.

运土入水300下

从小儿拇指根部沿大鱼际经小天心推运至小指根部。

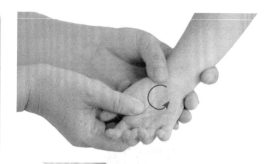

4.

推三关300下

前臂桡侧，用食指、中指指面从腕横纹推向肘横纹。

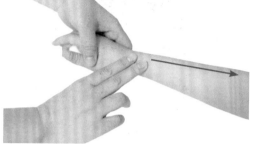

5.

摩腹3分钟

用手掌面在腹部做顺时针按摩。

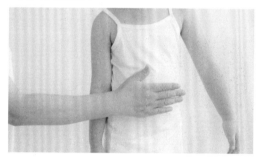

6.

揉足三里

外膝眼下3寸，胫骨旁开1横指处，用拇指指端按揉。

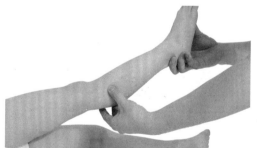

7. 捏脊3~5遍

两手交替，沿脊柱两侧自长强穴向上边推边捏边放，一直推到大椎穴。每捏3下，向上提1下。

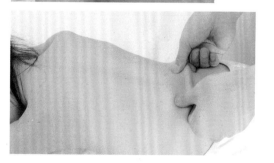

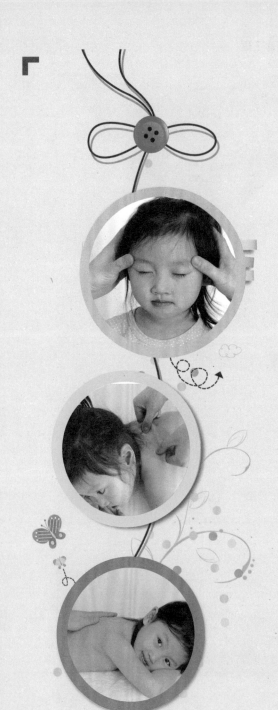

第四章

儿童日常保健按摩

长个

在保证均衡饮食和充足睡眠的基础上，科学锻炼身体，再配以按摩，长期坚持，就能充分发挥孩子身高增长的潜力，促进孩子长个。

1.

按揉命门1分钟
第2腰椎棘突下，用拇指指端按揉。按揉命门可温肾助阳，助于孩子的身体发育。

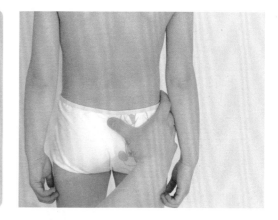

2.

按揉涌泉100下
用拇指指端按揉涌泉。涌泉是肾经上的第一穴，有补肾通络的作用，经常按摩有助提高免疫力，增强记忆力。

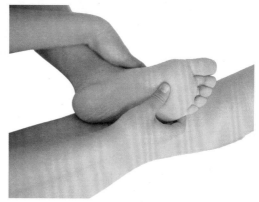

3.

按揉三阴交1分钟
内踝尖上3寸，胫骨内侧缘后际处。用拇指、食指或中指指端揉。

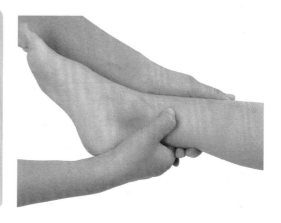

4.

捏脊5遍

两手交替，沿脊柱两侧自长强穴向上边推边捏边放，一直推到大椎穴。每捏3下，向上提1下。

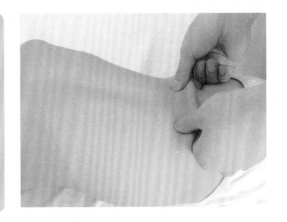

👋 益智

孩子正处于生长发育的高峰期，经常按摩头面部，能够促进血液循环，改善头部和面部供血，有益大脑发育。

1.

揉面颊1分钟

用双手指腹轻揉孩子面颊。此法可以促进面部血液循环。

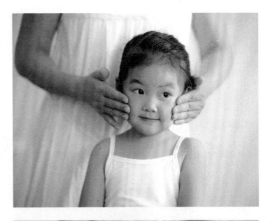

2.

揉耳郭1分钟

食指、中指与拇指配合，三个指头一起揉捏孩子耳郭，使其有胀热感。可起到全身保健的作用。

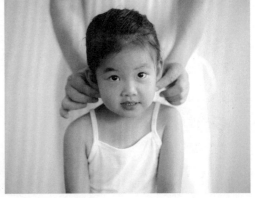

3.

揉眼球3分钟

食指中指并拢，用指腹压在眼球上轻揉1分钟，然后拇指和食指轻捏眼眶周围。可改善眼部供血，还可预防近视。揉的时候要注意保持手部卫生。

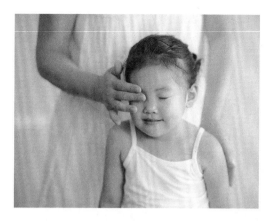

4.

按百会1分钟

用拇指或中指着力按百会穴，但不要过度用力。按百会穴能促进身体各种功能的平衡，可醒脑健脑。囟门未闭合的儿童慎用。

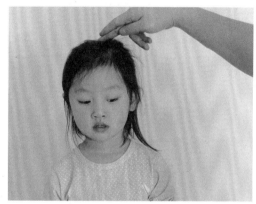

5.

轻揉头部3分钟

十指指腹着力紧贴头皮，带着发根揉动，不要滑动摩擦。可促进脑部发育。

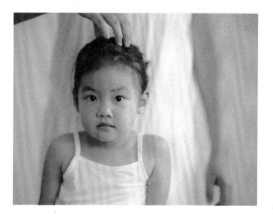

预防近视

孩子经常看电视、玩电脑，容易造成眼部负担过重，父母应重视孩子的视力保健，经常按摩眼部关键穴位，可缓解视力疲劳，预防近视。按摩时需注意手部清洁卫生。

1.

按揉太阳1分钟

用拇指或中指揉太阳穴。

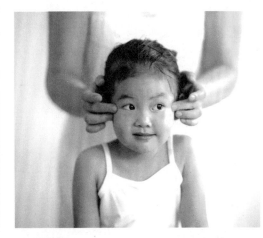

2.

按揉睛明50下

双手拇指或中指按揉睛明。

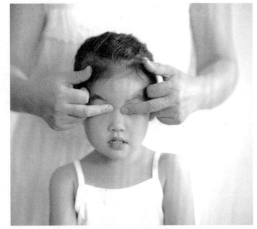

3.

按揉瞳子髎50下

双手拇指或食指按揉瞳子髎。

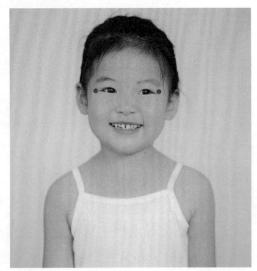

4.

按揉四白50下
双手中指或食指按揉四白。

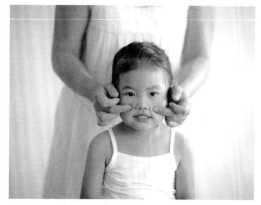

5.

轻揉眼球20下
让孩子闭上眼，用食指和中指指腹轻轻按揉眼球，然后再按揉眼周放松。

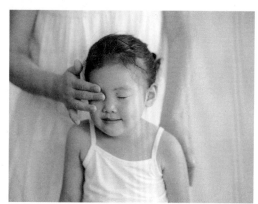

健脾和胃

如果孩子体质弱，吃饭不香，脸色萎黄，身体瘦弱，容易腹泻，或者稍微吃一点就容易长肉，都是属于脾胃吸收不好，可以用以下方法帮助孩子调理好脾胃。

1.

补脾经100下
拇指螺纹面，用拇指指腹顺时针方向旋转推动。

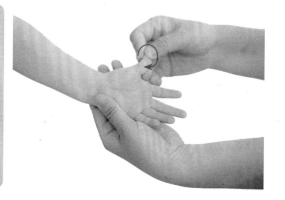

2.

推三关300下

前臂桡侧，用食指、中指指面从腕横纹推向肘横纹。

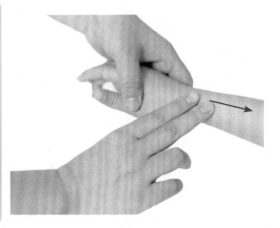

3.

退六腑100下

前臂内侧，用食指、中指指面自肘横纹推向腕横纹。

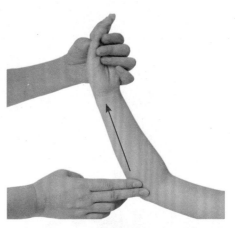

4.

摩腹100下

用食指、中指、无名指三指指腹摩腹，顺时针、逆时针各50下。

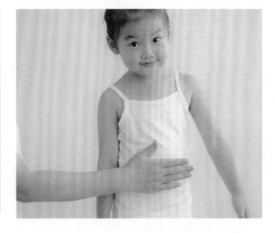

5.

揉足三里1分钟

外膝眼下3寸，胫骨旁开1横指处，用拇指指端按揉。

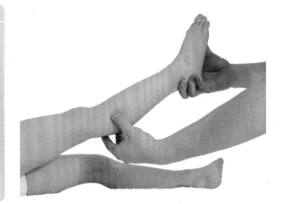

6.

捏脊5遍

两手交替，沿脊柱两侧自长强穴向上边推边捏边放，一直推到大椎穴。每捏3下，向上提1下。

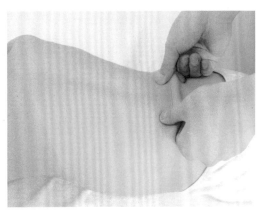

缓解长牙不适

1.

轻揉两颊1分钟

由于脸颊部肌肉相对较薄，所以用力不能过大，在指下感觉凹陷处可多做揉动。

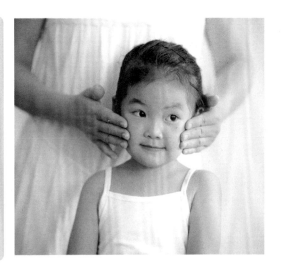

2.

揉牙关1分钟

牙关在下颌角前上方一横指，用力咬牙时，咬肌隆起处。牙关是治牙要穴，操作时先以食指指腹深按于穴位片刻，再以指腹轻揉结束。

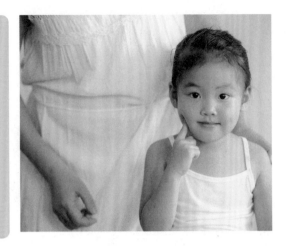

3.

揉合谷1分钟

第一、二掌骨间凹陷处，以拇指指腹揉。

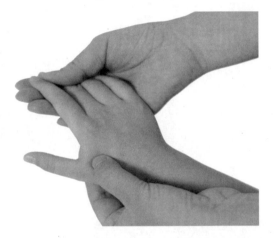

缓解生长痛

1.

点按鹤顶1分钟

膝前区，髌底中点的上方凹陷中点按。

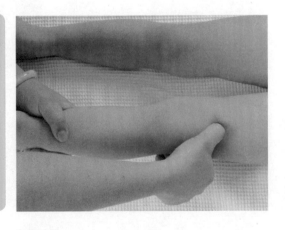

2.

点按承山

承山在腓肠肌交界的尖端，人字形凹陷处。用拇指指腹点按。

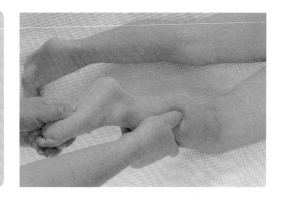

3.

按揉足三里

外膝眼下3寸，胫骨旁开1寸。拇指指腹揉50~100次。

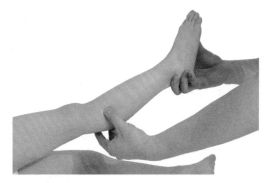

4.

活动膝关节

以屈伸为主，动作要缓慢，幅度由小到大。

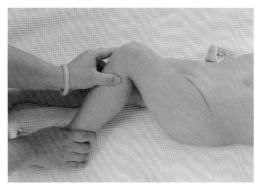

5.

活动髋关节

以旋推为主，动作要缓慢，幅度由小到大。

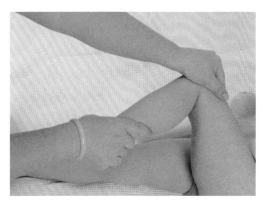

6.

揉拿下肢

以五指拿法，自上而下先拿大腿后侧肌肉，每块肌肉拿数下再揉数下，一边拿一边移动，向下拿至足跟处，拿动时速度宜慢，不要滑脱。

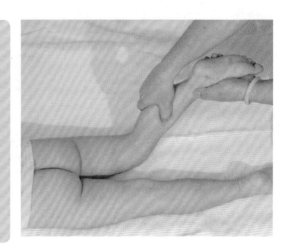

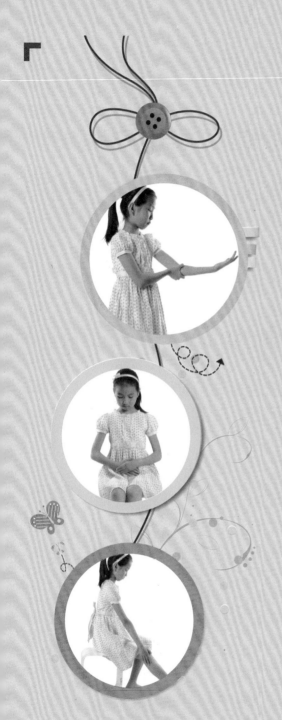

第五章

儿童经络按摩操

益智强心经络操

益智强心经络操共六节，3~5分钟做完。它直接涉及儿童身体上四条经脉上的八个腧穴，可以调节儿童神经系统、心血管系统的功能，还可提高中枢神经系统及内脏器官的功能，达到益智强心，增进儿童身体健康的效果。

第一节　点按劳宫穴

定位： 劳宫穴是手厥阴心包经的腧穴。位于手掌心的第2、第3掌骨之间，偏于第3掌骨，屈掌握拳时中指指尖处。

改善病情： 按劳宫穴可防治心痛、小儿惊厥、饮食不下、口舌生疮、口臭等症。主要作用是清心热、泻肝火。

预备姿势： 直立，两臂自然下垂于体侧。

1. 握住左手背，四指并拢，用拇指指尖点按左手劳宫穴。

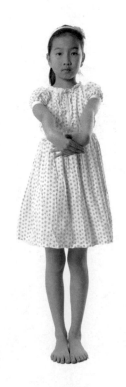

2. 握住右手背，四指并拢，用拇指指尖点按右手劳宫穴。

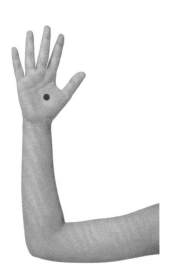

3. 双臂向前方伸直，双手动作同步骤1和步骤2。

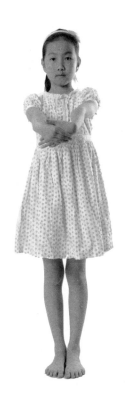

4. 左脚向左跨一步，同肩宽，双臂上举，双手在头顶上方交叉握住，动作同步骤1和步骤2。

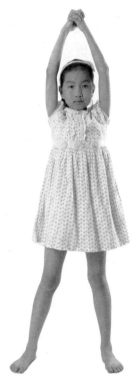

5. 双手在头顶上方互击一次后，双臂由体侧放下，还原成预备姿势。

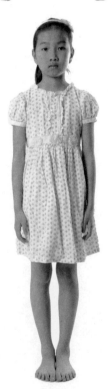

第二节　点按内关穴、外关穴

定位：内关穴是手厥阴心包经的腧穴。位于前臂掌侧，在曲泽与大陵的连线上，腕横纹上 2 寸、掌长肌腱与桡侧屈肌腱之间。外关穴是手少阳三焦经的腧穴。位于前臂背侧，阳池与肘尖的连线上，腕背横纹上 2 寸，尺骨与桡骨之间。

改善病情：点按内、外关穴可提高儿童的心脏功能，有效预防和缓解肺炎、胃部不适等症。

预备姿势：直立，两臂自然下垂于体侧。

1. 左臂向正前方伸直，右手拇指与中指指尖用力点按在左腕上的内、外关穴；同时右腿后撤、脚尖点地，双膝逐渐屈曲下蹲。

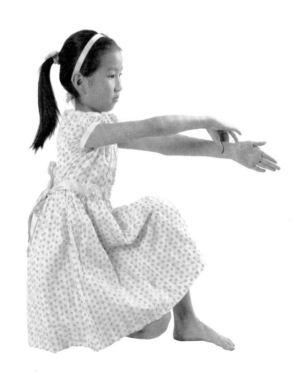

2. 右臂向正前方伸直，左手拇指与中指指尖用力点按右腕内、外关穴。

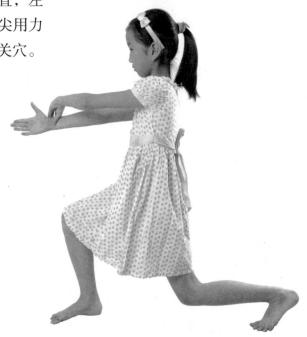

3. 重复步骤1和步骤2，操作一遍，同时身体向上，逐渐立起。

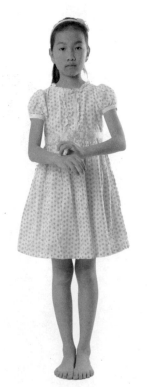

4. ○ 收回右腿，同时收回两
臂，成预备姿势。

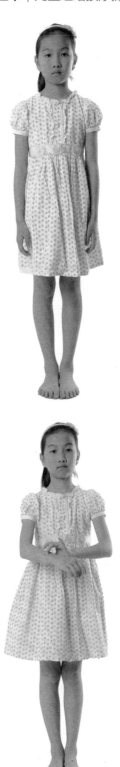

5. ○ 双手在胸前依次点按
内、外关穴，7~8拍后
还原成预备姿势。

第三节　叩打神门穴

定位：神门穴是手少阴心经的腧穴。位于腕部，小指对应的腕横纹凹陷处。

改善病情：扣打神门穴可防治儿童高热惊厥、晕船、晕车等症。

预备姿势：直立，两臂自然下垂于体侧。

1. 两臂伸直，双手在体前下方互相叩打神门穴。

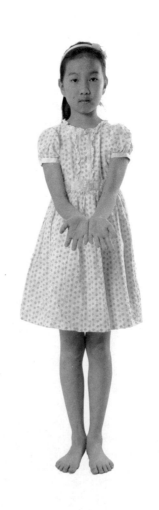

2. 右腿向右迈出，同时上体向右转动，两臂伸直，双手互相叩打神门穴。

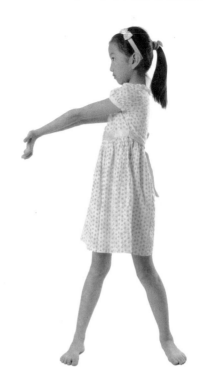

3. 还原成预备姿势。

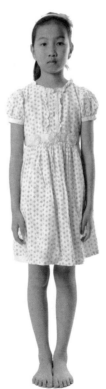

第四节　点按后溪穴

定位：后溪穴位于第 5 掌指关节后缘尺侧、掌横纹头赤白肉际处。

改善病情：可以有效缓解儿童盗汗及落枕等症。

预备姿势：直立，两臂自然下垂于体侧。

1. 两手虎口相对，右手握住左手背，用食指或中指指尖点按在左手的后溪穴上，双手掌心向内置于胸前；右脚向右横跨一步。

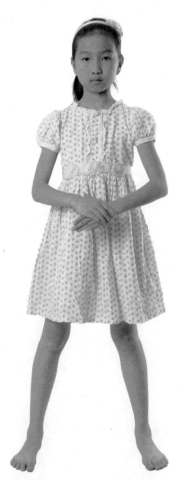

2. 左腿后撤，左脚尖向右后方点地；同时双手向左前方推出至最大限度。头部不动，双眼注视前方。反方向再做一遍。

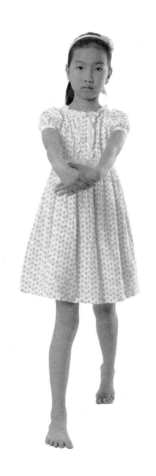

第五节　点按曲泽穴

定位：曲泽穴是手厥阴心包经的腧穴。位于肘横纹中，肱二头肌腱的尺侧缘处。

改善病情：有效缓解儿童胃疼、呕吐、泄泻、急性胃肠病、中暑等症。

预备姿势：直立，两臂自然下垂于体侧。

1. 两臂前平举，手心向下，
同时左脚向左迈一步。

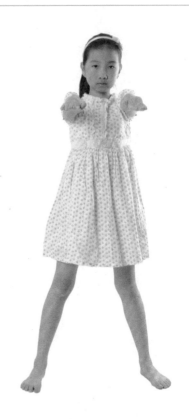

2. 双脚提踵向左转45°，右
手点按左臂的曲泽穴。

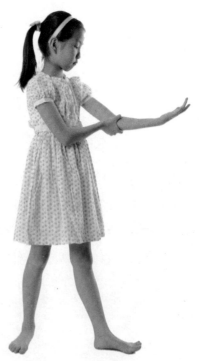

3. 左臂向前伸直，手心向外
同时松开右手，还原成预
备姿势。

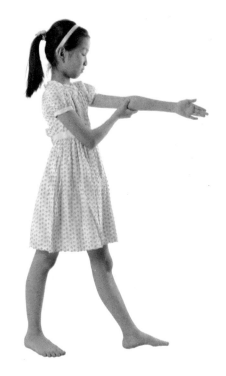

4. 反方向再做一遍。

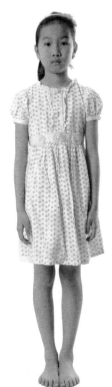

第六节　拍打肩中俞穴、肩外俞穴

定位：肩中俞穴是手太阳小肠经的腧穴，位于背部，当第 7 颈椎棘突下，旁开 2 寸处。

肩外俞穴也是手太阳小肠经的腧穴，位于肩部，在第 1 胸椎棘突下，旁开 3 寸处。

改善病情：有效缓解儿童支气管炎、哮喘等症。

预备姿势：直立，两臂自然下垂于体侧。

1. 左脚向前迈一步，脚跟着地，右腿自然弯曲；同时左手拍打右肩的肩中俞穴、肩外俞穴。

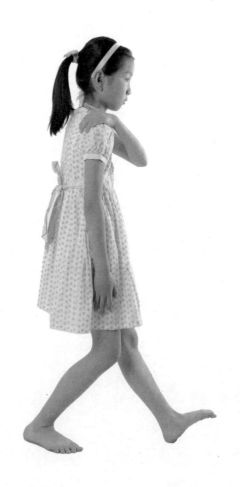

2. 右脚向前迈一步，脚跟着地，左腿自然弯曲；同时右手拍打左肩的肩中俞穴、肩外俞穴。

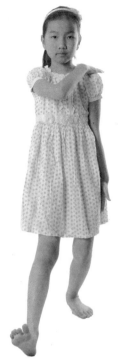

3. 两脚轮换向后踢腿，两手交叉依次拍打左、右肩上的肩中俞穴、肩外俞穴。

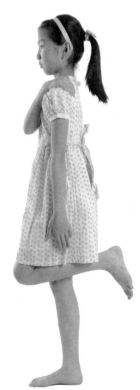

脾胃保健操

脾胃保健操涉及身体上的五条经脉的十几个腧穴，有健脾胃、利肝肾的作用，能调整阴阳平衡，增强免疫力，有助于孩子的身体健康。

第一节　叩打缺盆穴

定位：缺盆穴位于锁骨上窝中央，距前正中线 4 寸处。

改善病情：咳嗽气喘、咽喉肿痛、颈淋巴结核、肋间神经痛等。

预备姿势：直立，两臂下垂于体侧。

1. 两臂回弯，带动两手指尖叩打两侧的缺盆穴。注意手腕要放松，叩打力量要适度。

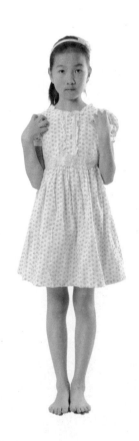

2. 抬头，两臂打开。上身向
   左转体，两臂侧举回弯，
   带动两手指尖叩打两侧的
   缺盆穴。

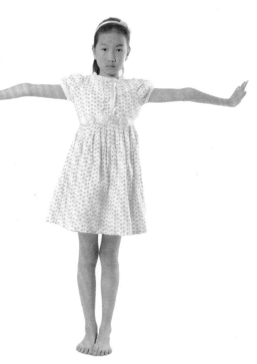

3. 上身向右转体，两臂侧举
   回弯，带动两手指尖叩打
   两侧的缺盆穴。

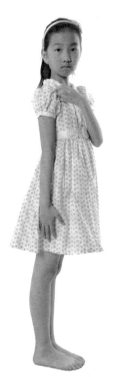

4. 重复以上动作。

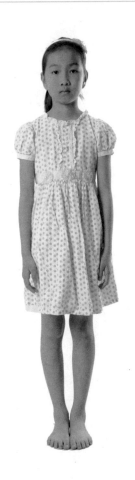

第二节　拍打阴市穴、梁丘穴

　　定位：阴市穴位于大腿前面，膝盖髌骨上 3 寸处；梁丘穴位于髌骨上 2 寸处。

　　改善病情：疝气、腹胀、腹痛等症。

　　预备姿势：正坐，上半身自然后靠在椅背上，两脚并拢，两手掌心朝下放在两侧大腿上。

1. 正坐两手拍打两腿的阴市穴和
   梁丘穴。

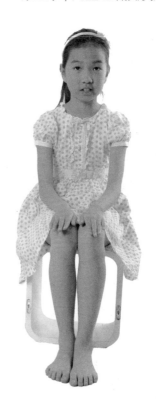

2. 左右手轮流拍打两腿的阴市
   穴和梁丘穴，同时两脚尖交
   替点地。

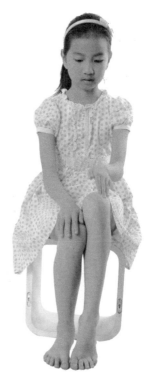

3. 重复以上动作。

第三节　拍打足三里穴

定位：足三里穴位于小腿前外侧，外膝眼下 3 寸，距胫骨前缘 1 横指处。

改善病情：缓解急慢性胃肠炎、儿童消化不良、贫血、咳嗽等。

预备姿势：正坐，上半身自然向后靠在椅背上，两手掌心朝下放在两侧大腿上。

1. 正坐，上半身自然向后靠在椅背上，两手掌心朝下放在两侧大腿上。

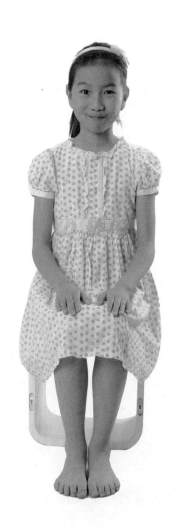

2. 上体前倾，两臂伸直，双手
拍打两腿上的足三里穴。

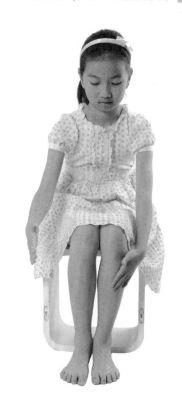

3. 右腿伸直，脚尖着地，右手搓
揉右腿上的足三里穴。

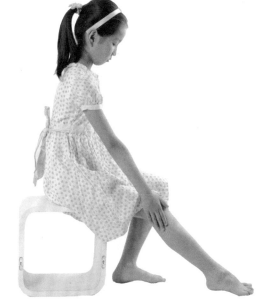

4. 换左腿，重复以上动作。

第四节 按摩腹部

定位：腹部有很多重要穴位，如中脘、神阙、天枢、气海、关元等，经常按摩对健康非常有益。

改善病情：消化系统疾病、肾病等。

预备姿势：正坐，上半身自然向后靠在椅背上，两脚并齐，两手掌心朝下放在两侧大腿上。

1. 右手贴在左手手背上，双手上下按摩腹部。

2. 换手重复以上动作。

3. 右手贴在左手手背上，双手按顺时针方向按摩腹部。

4. 右手贴在左手手背上，双手按逆时针方向按摩腹部。

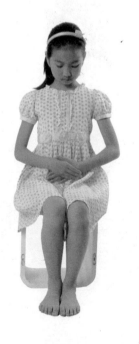 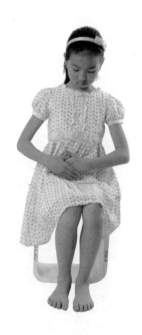